essentials

Essentials liefern aktuelles Wissen in konzentrierter Form. Die Essenz dessen, worauf es als „State-of-the-Art" in der gegenwärtigen Fachdiskussion oder in der Praxis ankommt, komplett mit Zusammenfassung und aktuellen Literaturhinweisen. Essentials informieren schnell, unkompliziert und verständlich.

- als Einführung in ein aktuelles Thema aus Ihrem Fachgebiet
- als Einstieg in ein für Sie noch unbekanntes Themenfeld
- als Einblick, um zum Thema mitreden zu können.

Die Bücher in elektronischer und gedruckter Form bringen das Expertenwissen von Springer-Fachautoren kompakt zur Darstellung. Sie sind besonders für die Nutzung als eBook auf Tablet-PCs, eBook-Readern und Smartphones geeignet.

Essentials: Wissensbausteine aus Wirtschaft und Gesellschaft, Medizin, Psychologie und Gesundheitsberufen, Technik und Naturwissenschaften. Von renommierten Autoren der Verlagsmarken Springer Gabler, Springer VS, Springer Medizin, Springer Spektrum, Springer Vieweg und Springer Psychologie.

Rolando Rossi

Leitfaden für Intrahospitaltransporte

Zur Vorbereitung und Durchführung von innerklinischen Patiententransfers

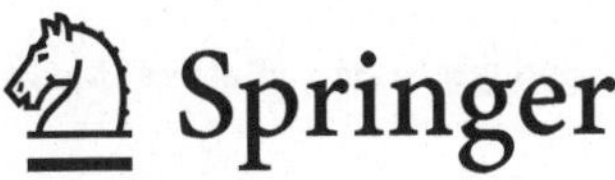

Dr. Rolando Rossi
Herrieden
Deutschland

ISSN 2197-6708   ISSN 2197-6716 (electronic)
essentials
ISBN 978-3-658-12789-3   ISBN 978-3-658-12790-9 (eBook)
DOI 10.1007/978-3-658-12790-9

Die Deutsche Nationalbibliothek verzeichnet diese Publikation in der Deutschen Nationalbibliografie; detaillierte bibliografische Daten sind im Internet über http://dnb.d-nb.de abrufbar.

Gedruckt auf säurefreiem und chlorfrei gebleichtem Papier

Springer Fachmedien Wiesbaden ist Teil der Fachverlagsgruppe Springer Science+Business Media
(www.springer.com)

Was Sie in diesem Essential finden können

- Warum Intrahospitaltransporte eine unterschätzte Quelle für Fehler und Gefahren im Unternehmen Krankenhaus sind.
- Inwiefern der Intrahospitaltransport Teil einer lückenlosen innerklinischen Behandlung ist.
- Welche Voraussetzungen für einen reibungslosen Ablauf des Intrahospitaltransportes erforderlich sind.
- Was in der Praxis typische Schwierigkeiten bei der Durchführung von Intrahospitaltransporten sind und wie man sie löst.
- Wie die drei Phasen des Intrahospitaltransportes ablaufen.
- Welche Bedeutung Aus- und Weiterbildung, Checklisten und Dokumentation beim Intrahospitaltransport haben.

Inhaltsverzeichnis

Einleitung

Moderne Krankenhäuser sind hochkomplexe Betriebe, in denen in spezialisierten Abteilungen mit großem personellem und materiellem Aufwand hoch differenzierte Leistungen erbracht werden. Neben diagnostischen und therapeutischen Eingriffen, die unmittelbar am Aufenthaltsort des Patienten, z. B. in der Notaufnahme oder auf der Intensivstation möglich sind, muss der Patient zur Durchführung aufwändigerer diagnostischer und therapeutischer Verfahren meist in (weiter) entfernte Einrichtungen der Klinik transportiert werden. Hierdurch werden auch bei schwer Kranken unter Umständen lebensrettende Maßnahmen möglich, die den Aufwand und die Risiken eines Intrahospitaltransportes (IHT) rechtfertigen, indem sie die Prognose des Patienten verbessern.

Innerklinische Patiententransfers sind elementare Bestandteile der stationären Behandlung und gehören überall zur täglichen Routine, ohne dass ihre Brisanz immer richtig und umfassend wahrgenommen wird. Der personelle, apparative und logistische Aufwand beansprucht erhebliche Ressourcen und kann damit an anderer Stelle zu Lücken in der Versorgung weiterer Patienten führen.

Anders als bei Sekundärtransporten zur Verlegung von Patienten in eine andere Klinik, und erst recht im Unterschied zum Primärtransport vom außerklinischen Notfallort in eine erstversorgende Einrichtung, die von speziell hierfür ausgerichteten Rettungsmitteln mit dem hier speziell ausgebildeten Personal durchgeführt werden, sind bei Intrahospitaltransporten meist Ärzte und Pflegpersonal eingesetzt, die „zufällig" für diese Aufgabe eingeteilt werden. Dabei erfordern diese meist unter Zeitdruck durchzuführenden Transporte immer ein hohes Maß an Wissen und Können sowie an Flexibilität und Improvisationsbereitschaft bei allen Beteiligten. Sie stellen eine Stress auslösende Aufgabe dar, die zum allgemeinen Behandlungsablauf hinzukommt. Die sichere Durchführung zu jedem Zeitpunkt kann nur gewährleistet werden wenn Standardvorgehensweisen (SOP's) erarbeitet

© Springer Fachmedien Wiesbaden 2016
R. Rossi, *Leitfaden für Intrahospitaltransporte,* essentials,
DOI 10.1007/978-3-658-12790-9_1

und kontinuierlich eine ausreichende Anzahl von ärztlichen und pflegerischen Mitarbeitern hierfür ausgebildet und geschult wird.

Im U-Bahn-Bereich einer Großstadt wird gegen 0.30 Uhr ein 43-jähriger Mann am Fuße einer langen Treppe und eines Übergangs bewusstlos aufgefunden. Sein Allgemeinzustand ist schlecht, die Kleidung abgetragen, Alkoholgeruch ist wahrnehmbar. Die Sauerstoffsättigung liegt bei 94 %, Puls 74/min, RR 95/70 mmHg. Die Pupillen sind seitengleich relativ weit und lichtreaktiv, der Glasgow Coma Scale beträgt 6, der Blutzucker 102 mg/dl. Der rechte Arm ist pathologisch abgewinkelt. Er wird im Sinne einer Rapid Sequence Induction nach Gabe von Fentanyl (0,1 mg), Midazolam (5 mg) und Succinycholin (100 mg) problemlos intubiert. Die Belüftung der Lunge ist seitengleich, bei einem FiO_2 von 0,5 liegt die Sauerstoffsättigung bei 98 %. Die Kreislaufverhältnisse bessern sich nach einer Schnellinfusion von 500 ml Ringerlaktat-Lösung. Thorax, Abdomen und Beine weisen keine offensichtlichen Verletzungszeichen auf. Mit Verdacht auf Schädel-Hirn-Trauma, Alkoholintoxikation und proximaler Oberarmfraktur wird der Patient in die chirurgische Notaufnahme der nächsten Klinik mit 24 h CT-Bereitschaft gebracht.

Bei Ankunft in der Klinik sind die Pupillen beidseits weit und reagieren kaum auf Lichteinfall. Der Patient wird nach kurzer chirurgischer Untersuchung und Blutabnahme unmittelbar vom Anästhesieteam zum Ganzkörper-Spiral-CT in die Radiologie-Abteilung gebracht und auf dem Untersuchungstisch gelagert. Anschließend wird auf die Ankunft des diensthabenden Radiologen gewartet. Die diensthabende internistische Kollegin stellt währenddessen dem auch für die Intensivstation zuständigen Anästhesisten einen multimorbiden Patienten vor, der sich nach STEMI am Vortag in den letzten Stunden zunehmend verschlechtert habe, mit der Bitte um Übernahme auf die bereits voll belegte Intensivstation.

Unterdessen hat sich der auf dem Untersuchungstisch liegende Patient pulmonal und kreislaufmäßig verschlechtert. Bei ansteigenden Beatmungsdrucken fallen Blutdruck und SpO_2 ab. Als endlich das das Thorax-CT-Bild zu sehen ist, wird der große linksseitige Pneumothorax mit Mediastinalverschiebung bei dorsaler Fraktur mehrerer Rippen erkennbar. Beim darauf folgenden hektischen Aufbruch aus dem CT-Raum rutscht der bisher einzige unzureichend gesicherte venöse Zugang aus der Ellenbeuge.

Im Schockraum wird, während eine neuer periphervenöser Zugang gelegt wird, sofort eine Thoraxdrainage im 4. ICR in der linken vorderen Axillarlinie platziert, aus der sich deutlich hörbar Luft und dann auch etwas Blut entleert. Der Patient stabilisiert sich nach kurzzeitiger Blähung und unter Beatmung mit einem FiO_2 von 1,0 und nach Infusion weiterer 1000 ml kristalloider Lösung schnell pulmonal und hämodynamisch.

Probleme:

- Ungünstige Überwachungsbedingungen über einen längeren Zeitraum
- Mangelhafte Überwachung während des CT
- Verminderte Aufmerksamkeit des Transportteams
- Entwicklung eines Spannungspneumothorax nach unerkanntem Thoraxtrauma
- Ungenügende Sicherung des venösen Zugangs.

Jeder IHT muss eine medizinische Indikation haben, die unter Abwägung des Patientenzustandes und des zu erwartenden Nutzens der Maßnahme gestellt werden muss. In der internationalen Literatur geht man davon aus, dass nur aus jedem dritten bis vierten Transport mit den am Zielort möglichen diagnostischen und therapeutischen Maßnahmen für einen kritisch kranken Intensivpatienten unmittelbar Konsequenzen für die weitere Behandlung resultieren. Andererseits kann es bei mehr als der Hälfte der Transfers zu unerwünschten Ereignissen kommen, die ggf. den Patienten gefährden.

Der Transport macht meist den Wechsel des Beatmungsgerätes vom differenzierten Intensivstationsgerät auf ein mobiles Gerät notwendig, was eine Umstellung („Vereinfachung") des Beatmungsmusters notwendig machen kann. Auch das Monitoring muss auf ein Transportgerät gewechselt werden, sodass Lücken in der Überwachung und Defizite in der Dokumentation entstehen. Zudem ist die Kontinuität der Medikamentenapplikation nur dann zu gewährleisten, wenn alle Infusions-/Spritzenpumpen mitgeführt werden können. Eine Reduktion der Geräte erfordert eine kritische Auswahl der auch während des IHT unbedingt erforderlichen Medikationen. Auch die Gefahr von Instabilitäten der Beatmung und des Kreislaufs durch Umlagerung und Transport, verbunden mit dem Risiko eines nicht schnell aufzufangenden technischen Defekts eines der Geräte, erzeugt zusätzliche Risiken. Wichtig ist darüber hinaus, die Situation am Zielpunkt des Transports zu berücksichtigen. Hier können ungünstige Arbeitsbedingungen gegeben sein sowie Defizite bei der personellen und apparativen Ausstattung einschließlich misslicher Bedingungen für schnelle Interventionen, wenn Komplikationen eintreten.

Grundsätzlich ist jede vorübergehende oder endgültige Verlegung eines stationären Patienten von einer Klinikeinheit in eine andere mit einem IHT verbunden. Sind die Patienten bewusstseinsklar und in allen Vitalfunktionen stabil, sind diese Transfers medizinisch und logistisch relativ anspruchslos und werden zumeist von

Pflegepersonal oder Hilfskräften (alleine) durchgeführt. Typische Beispiele sind Transporte von der Krankenstation in die Röntgenabteilung oder zur Endoskopie bzw. präoperativ zur OP-Abteilung.

Handelt es sich dagegen um kritisch kranke Intensivpatienten, die nach Erstbehandlung in der Notaufnahme bzw. von der Intensivstation zum OP oder in spezielle Funktionsbereiche hin- und zurücktransferiert werden, stellt sich die Aufgabe viel anspruchsvoller dar. Jeder Ortswechsel ist mit einer Unterbrechung der Überwachung und der Behandlung verbunden. Damit ergibt sich für den Patienten ein Risiko für ggf. gravierende Komplikationen etwa bei der Umlagerung, dem Wechsel von Geräten und betreuendem Personal mit drohenden Schwachstellen und Informationsverlusten. Die häufigsten Störungen betreffen die Anzeige am Monitor, z. B. durch Ablösung von Sensoren, das Herausrutschen von Kathetern, Probleme bei der Medikamentenzufuhr durch Batterieausfall oder erschöpfte Sauerstoff-Vorräte.

Grundsätzlich sind Patienten während eines IHT einem höheren Risiko für unerwünschte Ereignisse ausgesetzt, als wenn sie auf der Station verbleiben, weil die Überwachungs- und Behandlungsmöglichkeiten unterwegs reduziert sind. Hier stehen weniger Ressourcen zur Vermeidung, Erkennung und Behandlung von Komplikationen zur Verfügung, als dies in der geschützten Atmosphäre einer Intensiveinheit gegeben wäre. Zwischenfälle während IHT verbunden mit möglicherweise lebensbedrohlichen Störungen der Vitalfunktionen können die Gesamtmorbidität und -mortalität von kritisch Kranken wesentlich beeinflussen.

Die Ursachen von unerwünschten Ereignissen lassen sich in mehrere Gruppen einteilen

1. **Patientenbedingt**: Veränderungen des zerebralen, respiratorischen, zirkulatorischen und metabolischen Zustandes
2. **Personalbedingt**: Management einer Vielzahl von gleichzeitigen Aufgaben bei ggf. mangelnder Erfahrung der Beteiligten und Beherrschung von allfälligen Komplikationen
3. **Organisations-/Kommunikationsbedingt**: Defizite und Fehler bei der logistischen Vorbereitung und Durchführung
4. **Technik-/Gerätefunktionsbedingt**: Fehlen bzw. Defizite der mobilen Ausrüstung bzw. der Bedingungen am Zielort des IHT.

Um die Behandlungskette lückenlos sicherzustellen (Abb. 1.1), muss der Patient unter kontinuierlicher Fortführung der intensivmedizinischen Überwachung und Therapie transportiert werden. Transporte sind häufig die schwächsten Glieder der intensivmedizinischen Behandlung und dürfen in ihren Risiken nicht unterschätzt werden.

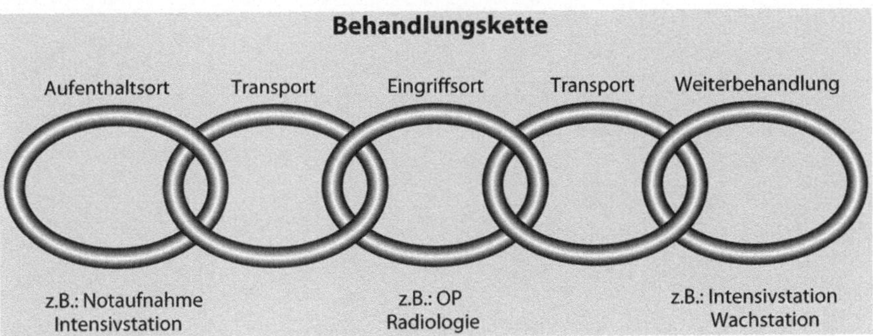

Abb. 1.1 Behandlungskette: Intrahospitaltransfer

Voraussetzungen für einen sicheren und komplikationslosen Transport im Sinne der innerklinischen Behandlungskette sind:

- Die sorgfältige Planung mit detaillierter Absprache aller Beteiligten,
- bestmögliche respiratorische und kardiozirkulatorische Stabilisierung des Patienten vor Antritt des Transports,
- Bereitstellung der für die speziellen Bedingungen unterwegs geeigneten Ausrüstung und

Durchführung mit besonders qualifiziertem und geschultem Personal.

Grundlagen des Intrahospitaltransports 2

2.1 Allgemeine Grundlagen

Unter einem Intrahospitaltransport (IHT), ohne oder mit Arztbegleitung, versteht man die Beförderung eines Patienten innerhalb eines Krankenhauses zur Fortsetzung der bereits laufenden Behandlung unter Berücksichtigung seines Zustandes, zeitgerecht und mit angemessener Versorgung und Betreuung.

Grundsätzlich sind Transporte von nicht unmittelbar vital bedrohten Patienten –auf die in diesem Buch nicht näher eingegangen wird – und kritisch kranken (= Intensiv-) Patienten zu unterscheiden.

Der Gefährdungsgrad bei IHT durch Fehler und Versäumnisse steigt mit dem Schweregrad der Erkrankung und der Dringlichkeit des Transportes an, wobei sich Informationsdefizite durch mangelhafte Kommunikation, Hektik und Verunsicherung zu einer für alle Beteiligten gefährlichen Mischung zu verbinden drohen.

2.2 Qualifikation des Transport-Teams

Was die ärztliche Qualifikation bei der Begleitung von Intensivtransporten anbetrifft, sind insbesondere Kenntnisse und Fertigkeiten hinsichtlich der Überwachung und Behandlung von Intensivpatienten zu fordern. Dies wird durch eine mindestens dreijährige klinische Weiterbildung in einem Fachgebiet mit intensivmedizinischen Versorgungsaufgaben und zusätzlich 6 Monaten Vollzeittätigkeit auf einer Intensivstation zu erfüllen sein. Hier können umfangreiche Kenntnisse und Erfahrungen im Atemwegsmanagement erworben werden einschließlich Rapid sequence induction und Can't-ventilate-can't-intubate-Algorithmen, Kreislaufmanagement inkl. Volumen- und Blut(komponenten-)therapie und differenzierter

© Springer Fachmedien Wiesbaden 2016
R. Rossi, *Leitfaden für Intrahospitaltransporte,* essentials,
DOI 10.1007/978-3-658-12790-9_2

Inotropika- und Vasopressoren-Einsatz bei unterschiedlichen Schockzuständen sowie der situationsgerechten Analgesie und Sedierung.

Erfolgt der Transport, z. B. in einem weitläufigen Kliniksgelände, mit Fahrzeugen des Rettungsdienstes, ist zusätzlich die Einweisung in alle Instrumente und Geräte des Rettungsmittels nach Medizinproduktegesetz, typischerweise im Rahmen einer lokalen Tätigkeit als Notarzt, erforderlich.

Analog zur ärztlichen Qualifikation wären auch für den pflegerischen Bereich Anforderungen zu formulieren, orientiert am Schweregrad der Erkrankung/ Gefährdung des Patienten und den eingesetzten Geräten. So sollte sich die pflegerische Kraft zumindest in der Weiterbildung zur Fachpflege Intensivmedizin befinden oder diese bereits absolviert haben. Insbesondere eine Schulung in der Beherrschung von typischen medizinischen Zwischenfällen und Störungen der Funktion der mitgeführten Geräte für Monitoring und Therapie sowie der Übernahme- und Übergabe-Prozedur sind essenziell.

Das ärztliche und pflegerische Personal muss unbedingt konkret auf die Durchführung von Intrahospitaltransporten vorbereitet sein, z. B. im Rahmen von mehreren Teilnahmen ohne bzw. mit limitierten Aufgaben und Verantwortlichkeiten, wenn sichergestellt werden soll, das die/derjenige zukünftig selbstständig die Aufgabe übernehmen soll. Mit „See one, do one, teach one" wird man sich nicht begnügen können, sondern alle müssen systematisch in die Arbeit selbst und die ggf. erforderliche Hinzuziehung von Fachkompetenz eingeführt werden, um schmerzliche Erfahrungen zu vermeiden. Nebenbei bemerkt muss auch das Personal am Transportziel grundsätzlich die gleichen fachlichen Voraussetzungen erfüllen wie das Transport-Team, wenn es (vorübergehend) die Verantwortung übernimmt.

2.3 Typische Intrahospitaltransporte

Intrahospitaltransporte kritisch kranker oder verletzter Patienten zwischen Einheiten innerhalb eines Krankenhauses unter intensivmedizinischen Bedingungen (z. B. Beatmung, invasive Kreislauftherapie) erfolgen, um diagnostische und/oder therapeutische Maßnahmen in speziellen Einrichtungen durchzuführen. Typische Beispiele sind Transfers von chirurgischen Patienten zwischen OP und Intensivstation bzw. zur Durchführung von Untersuchungen oder Interventionen in der Radiologie-Abteilung oder Endoskopie und wieder zurück. Entsprechend der oft über Jahrzehnte gewachsenen Geografie einer Klinik liegen diese Funktionseinheiten oft auf verschiedenen Gebäudeebenen und/oder unterschiedlichen Klinikgebäuden mit entsprechend notwendiger Benutzung von (engen) Aufzügen oder erfordern sogar der Transfer mit einem Transportmittel Typ RTW/NAW/ITW.

Intensivtransporte bedingen einen erheblichen personellen Aufwand in der Organisation und Durchführung, der unabhängig von Tageszeit und Wochentag geleistet werden muss. Dazu sind langfristig apparative und logistische Voraussetzungen zu schaffen, um sicherzustellen, dass jederzeit adäquate Bedingungen zur kontinuierlichen Fortsetzung der laufenden Behandlung und Überwachung in jeder Phase des Transportes herrschen. Damit sind oft erhebliche finanzielle Aufwendungen verbunden. Entsprechend muss auch eine adäquate personelle Besetzung gewährleistet sein.

Die Transfers sind meist zeitkritisch, sei es weil der Zustand des Patienten eine umgehende Durchführung erfordert oder die Abläufe in den Funktionseinheiten eng getaktet sind. Nur so kann zuverlässig eine präzise und schnelle Durchführung gewährleistet werden.

Fallbeschreibung B

Eine etwa 65-jährige Patientin mit Z.n. STEMI und 3-fach-Stenting (doppelt antiaggregiert, betablockiert) und Status nach mehreren zerebralen Ischämien liegt nach gynäkologischer Tumorbulking-Operation jetzt postoperativ auf der interdisziplinären Intensivstation. Sie ist nach mehreren intra- und postoperativen Transfusionen bei akzeptablen Atem- und Kreislaufparametern, im Laufe des Abends extubiert worden. In der Nacht erhält sie wegen geringer Ausscheidung und niedrigem ZVD mehrmals zusätzliche kristalloide Infusionen und wird transfundiert. Am frühen Morgen wird sie bei relativer Bradykardie zunehmend kreislaufinstabil. Als sich bei der sonographischen Kontrolle viel freie Flüssigkeit in der Bauchhöhle zeigt, wird die Indikation zur dringlichen Re-Laparatomie gestellt.

Die Patientin wird schon für den Transport re-intubiert und mit dem Transportventilator maschinell beatmet. Zentrale und periphere venöse sowie der arterielle Zugang sind funktionsfähig. Die bestellten Blutkonserven sollen direkt in den OP geliefert werden. Bereits kurz nach Verlassen der Intensivstation fällt der Blutdruck auf 70/30 mmHg ab, woraufhin weitere 500 ml Ringer-Acetat-Lösung per Druckinfusion appliziert werden und überbrückend fraktionierte Akrinor-Gaben erfolgen.

Als das Transport-Team am OP ankommt, erfährt es, dass soeben eine Patientin aus dem Kreissaal eingeschleust worden sei. Die gynäkologischen Ärzte hätten auf der Intensivstation um Verschiebung des Transportes gebeten, da sie zunächst schnell noch eine eilige Sectio caesarea durchführen müssten, bevor die Intensivpatientin revidiert werden könnte.

Da parallel die Viszeralchirurgen eine laparoskopische Appendektomie bei perityphlitischem Abszess und Verwachsungsbauch operieren, ist das diensthabende OP-Assistenzpersonal sowie das einzige reguläre Anästhesieteam gebunden. Ein Anästhesie-Team für die Sectio wird gerade rekrutiert. Eine präoperative Übernahme der Intensivpatientin ist nicht möglich, obwohl der Transport-Arzt als diensthabender Arzt der Intensivstation bereits mehrfach wegen Patientenproblemen auf seiner Station telefonisch konsultiert wurde. Die Blutkonserven für die instabile Patientin seien nicht im OP angekommen, sondern seien vermutlich auf die Intensivstation gesandt worden.

Probleme:

- Ungenügende Stabilisierung vor Transportbeginn
- Kommunikationsdefizite innerhalb und zwischen den Abteilungen
- Personelle Engpässe
- Überlastung der OP-Kapazität.

2.4 Risiken des Intrahospitaltransports

Kritisch Kranke haben reduzierte oder sogar völlig aufgebrauchte physiologische Reserven in den Vitalfunktionen. Schon bei geringen zusätzlichen Belastungen droht eine Dekompensation der Oxygenierung und Perfusion der Gewebe. Deshalb haben die Sicherung von Atmung und Kreislauf und die adäquate Analgesie und Sedierung zu jedem Zeitpunkt der Vorbereitung und Durchführung oberste Priorität.

Intrahospitaltransporte sind mit spezifischen Risiken verbunden. Je nach Erfassungsmodus und Bewertung kommt es in über 70 % zu unerwünschten Ereignissen, vom einfachen Abrutschen eines SpO_2-Sensors bis zum hypoxischen Kreislaufstillstand. Die Entscheidung für einen Transport erfordert deshalb stets eine kritische Nutzen-Risiko-Abwägung. Solche Ereignisse können durch Versäumnisse und Fehler seitens des beteiligten Personals, z. B. bei der Planung und Organisation, Fehlbedienung von Geräten, Missgeschicke bei der praktischen Arbeit, durch fehlendes, ungeeignetes oder defektes Material (z. B. Monitoring, Beatmung, Kreislauftherapie) oder vom Patienten selbst (weitere Verschlechterung vorbestehender Störungen, Eintreten zusätzlicher Komplikationen) hervorgerufen sein.

Indikatoren für ein erhöhtes Transportrisiko sind insbesondere eine

- Störung der Bewusstseinslage mit einem Glasgow Coma Scale < 13, insbesondere < 10 und/oder ausgeprägte neurologische Störungen wie Paresen. Auch eine kürzlich eingetretene Verschlechterung der Ansprechbarkeit/Kooperation, z. B. bei einem Delir, ein erhöhter Sedierungsbedarf oder ein pathologischer Hirndruck sowie Krampfzeichen oder ein laufendes Regionalanästhesieverfahren, erhöhen die Gefahr von Komplikationen unterwegs.
- Störung der Atmung mit Atemfrequenzen > 10 bzw. < 35/min und/oder SpO_2 unter 90 %, Problemen beim Freihalten der Atemwege bzw. einem künstlichem

Atemweg, einem Sauerstoffbedarf > 6 l/min bzw. FiO_2 > 0,6, PEEP > 10 cmH_2O und/oder einem speziellen Beatmungsmodus inkl. non-invasiver Beatmung sowie einer Entgleisung des Säure-Basen-Haushaltes mit einem Blut-pH < 7,30 und/oder einem Base Excess > 5, insbesondere > 10.

- Störung des Kreislaufs mit instabilen Blutdruckwerten, einer manifesten Blutung, akutem Brustschmerz bzw. einer nachgewiesenen Myokardischämie innerhalb der letzten 48 h, einer neu aufgetretenen kardialen Arrhythmien, z. B. Bradykardien < 40/min, Tachykardien > 140/min, steigendem Vasopressor-/Inotropika-Bedarf, einem Volumenbedarf > 15 ml/min oder einem neu applizierten passageren Herzschrittmacher.
- Weitere Kriterien sind instabile Frakturen, gravierende Elektrolytentgleisung und erforderliche Isolationsmaßnahmen.

2.5 Indikationstellung für einen Intrahospitaltransport

Die Indikation für jeden Intensivtransport muss kritisch gestellt werden, können doch Maßnahmen wie Tracheostomie, Verbandswechsel o.ä. oft genauso effektiv direkt auf der Intensivstation durchgeführt werden. Bezeichnend ist, dass Transporte über kurze Strecken vom Personal oft unterschätzt werden, sodass gerade bei diesen „schnellen Transfers" durch ungenügende Vorbereitung und oft durch fehlendes geeignetes Personal und Material Gefahren für die Sicherheit des Patienten drohen.

Die Indikation wird auf der Basis einer Erhebung des Status quo vor Antritt des Transportes gestellt. Dazu wird Folgendes erhoben:

- die zerebrale Situation (GCS, Pupillen, ICP, etc),
- die aktuellen Beatmungsparameter (insbesondere Modus, FiO_2, Spitzendruck, PEEP, I:E) ggf. einschl. einer frischen Blutgasanalyse (inkl. miterfasster Parameter wie Hb, Bz, K),
- die Kreislaufverhältnisse (insbesondere mittlerer arterieller Druck, aktuelle Blutungen) und
- ggf. weitere Parameter wie Fieber, Hypothermie etc., aber auch
- instabile Frakturen bzw. Besonderheiten bei der Lagerung oder
- ein spezieller Infektionsstatus mit u. U. erforderlichen Isolationsmaßnahmen.

Diese Befunde sind im Transportprotokoll bzw. den Krankenunterlagen niederzulegen.

Bei einer situationsgerechten Indikationsstellung muss auch der Ressourcenbedarf zur Vorbereitung und Durchführung des Transportes berücksichtigt werden. Es ist davon auszugehen, dass jeweils besonders qualifizierte Personen des ärztlichen und pflegerischen Dienstes mindestens eine halbe Stunde zur Vorbereitung und Koordination gebunden werden. Zumindest die Vorbereitung und Supervision bei Intrahospitaltransfers ist „Chefsache", weil menschliche Fehler durch Unerfahrenheit die Hauptursache von Verzögerungen und Schwierigkeiten im Ablauf sind. Die Steuerung durch die jeweils Verantwortlichen der involvierten Bereiche und deren ungestörte Kommunikation ist unbedingt erforderlich, da gerade die umfassende Vorbereitung und die organisatorische Begleitung darüber entscheiden, ob der Transport zeitgerecht durchgeführt wird und u. U. gravierende Komplikationen vermieden werden können.

Insgesamt lassen sich die Kriterien für die Indikationsstellung in einem Ablaufschema darstellen (Abb. 2.1).

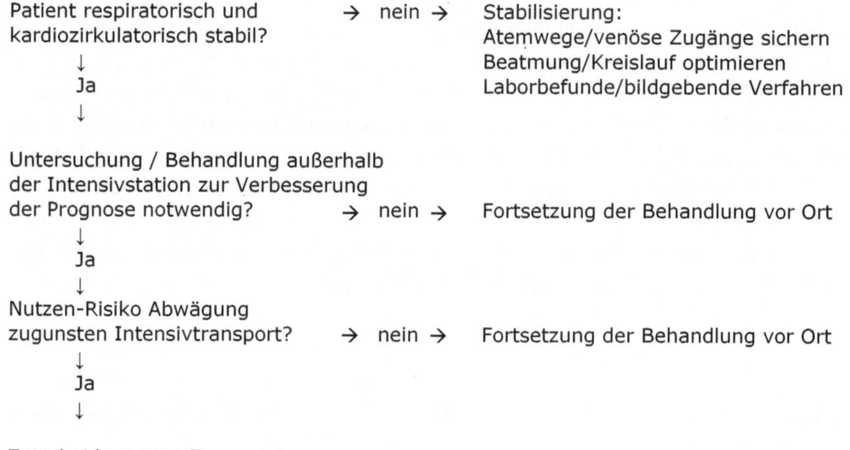

Abb. 2.1 Entscheidungshilfe zur Durchführung eines Intrahospitaltransports

Vorbereitung des Intrahospitaltransports 3

3.1 Voraussetzungen zur sicheren Durchführung

Die wichtigste Voraussetzung, um Komplikationen zu vermeiden, ist einerseits der Einsatz geeigneten Personals zur Begleitung in jeder Phase des Transfers und andererseits die Bereithaltung einer Ausstattung, die für diesen speziellen Zweck geeignet ist.

Jeder Transfer sollte von einem qualifizierten Team durchgeführt werden. Im Vordergrund stehen Kenntnisse und Fertigkeiten in kardiopulmonaler Reanimation sowie im Atemwegs- und Kreislaufmanagement. Darüber hinaus sind Erfahrungen in der Analgesie und Sedierung schwer Kranker unverzichtbar. Es ist davon auszugehen, dass für einen Intensivtransport zumindest ein in der Behandlung von Intensivpatienten ausgebildeter und trainierter Arzt und eine entsprechende Pflegefachkraft benötigt werden. Ist eine umfangreiche Ausrüstung mitzuführen oder sind auf dem Weg vielfältige Hindernisse zu überwinden, ist zumindest eine weitere Person erforderlich. Empfehlenswert ist, innerklinische Transporte von kritisch Kranken bzw. schwer Verletzten unter mechanischer Beatmung bzw. Kreislauf- bzw. Infusionstherapie mit einem Team aus mindestens drei Personen durchzuführen: einem speziell unterwiesenen Arzt, möglichst von der Intensivstation, einer Intensivpflegefachkraft und einer weiteren Hilfsperson. Dabei sollte ein standardisiertes Vorgehen nach klar festgelegten Regeln (Standard Operating Procedures, SOP's) Routine sein und allen Beteiligten Sicherheit geben.

Das Team muss für die Zeit des Transports, ggf. einschließlich der Verweilzeit am Zielort (z. B. Radiologie), soweit von anderen Aufgaben freigestellt werden, dass alle sich zu jedem Zeitpunkt der Vorbereitung und während des Transportes uneingeschränkt dem Patienten zuwenden können.

© Springer Fachmedien Wiesbaden 2016
R. Rossi, *Leitfaden für Intrahospitaltransporte,* essentials,
DOI 10.1007/978-3-658-12790-9_3

Fallbeschreibung C

Um die Mittagszeit benachrichtigt der Anästhesist im Kardiologie-OP die kardiochirurgische Intensivstation darüber, dass sich die Abholung des zweiten Tagespatienten nach der komplexen Operation um etwa eine Stunde verzögere. Der im Frühdienst für Transporte vom/zum OP zuständige Intensivpfleger hat die Transporteinheit (mobiles Intensivbeatmungsgerät, Spritzenpumpen, Monitoring, Notfallmedikamente etc.), nachdem beim ersten Transport des Tages nichts verbraucht wurde, weitestgehend vorbereitet, bricht dies aber wegen eines Zwischenfalls auf der Station ab, ohne den Sauerstoffvorrat der Ersatzflasche speziell geprüft zu haben. Da er als Springer nicht an der regulären mittäglichen Schichtübergabe teilnimmt, bleibt dem Spätdienst verborgen, dass die Prüfung der Transporteinheit unvollständig ist.

Als schließlich am Nachmittag die Abholung des Herzpatienten angefordert wird, begibt sich die zuständige Kraft des Spätdienstes mit einem auf der Station tätigen Arzt ohne weitere Überprüfungen zur Kardio-OP-Schleuse. Routinemäßig gehen sie davon aus, dass der Frühdienst seine Aufgaben erledigt hat. Wegen Baumaßnahmen ist der Weg zum OP erheblich verlängert und erfolgt behelfsmäßig über den benachbarten Gebäudetrakt.

Der Patient wird, nach Doppelklappenersatz und mehrstündigem Entwöhnungsversuchen von der Herz-Lungenmaschine, mit allen Unterlagen und detaillierten Informationen über den komplizierten Verlauf inkl. der aktuellen Medikation übergeben und an das Beatmungsgerät der Transporteinheit angeschlossen. Der Arzt schätzt den Sauerstoffvorrat zwar als begrenzt, aber als doch ausreichend ein. Man verzichte daher auf eine Aufrüstung der Ausstattung, nicht zuletzt auch um weitere Verzögerungen zu vermeiden, die das Herbeiholen einer weiteren O_2-Flasche hervorrufen würde. Der Inhalt der zweiten Sauerstoffflasche wird nicht geprüft. Der übergebende Anästhesist kehrt zügig in den OP zurück, wo noch mehrere Operationen an diesem Tag anstehen.

Die Rückkehr zur Intensivstation gestaltet sich kompliziert und langwierig. Der Patient ist tachykard, hypoton, ausgekühlt und zentralisiert, weshalb die Pulsoximetrie ist nicht kontinuierlich möglich ist. Wegen ausgeprägter zirkulatorisch wirksamer ventrikulärer Herzrhythmusstörungen bei vorbestehender absoluter Arrhythmie wird der FiO_2 auf 1,0 erhöht und die Vasopressordosis erhöht.

Bei der Benutzung des Aufzugs im Nachbartrakt kommt es durch die hohe Auslastung dort (Besuchszeit, Essensanlieferung) zu einer Wartezeit, während der sich der Patient weiter verschlechtert. In die Drainagen läuft in kurzer Zeit verhältnismäßig viel Blut. Man entscheidet sich für eine Fortsetzung des Transports auf die schneller erreichbare Intensivstation und kehrt nicht zum OP zurück, da man davon ausgeht, dass das dortige Team bereits mit dem nächsten Patienten befasst ist. Bei Ankunft auf der Intensivstation wird vom Oberarzt nach einer kurzen Untersuchung die Indikation zur schnellstmöglichen operativen Revision gestellt und der Patent im OP angemeldet und unmittelbar dorthin zurücktransportiert.

Erneut kommt es zu Wartezeiten am Aufzug. Dort gibt das Beatmungsgerät Alarm: Druckabfall in der O_2-Flasche. Nachdem sich herausstellt, dass auch die Ersatzflasche leer ist, wird der Patient unter dramatischen Umständen in den OP-Vorraum gebracht und das Beatmungsgerät an die zentrale Sauerstoffversorgung angeschlossen. Daraufhin verbessert sich der respiratorische Zustand des Patienten schnell.

Probleme:

- Unvollständige Überprüfung der Transporteinheit
- Unterschätzung der Transportzeit
- Nachlässigkeiten bei der Dienstübergabe/-übernahme.

Innerhalb einer Klinik sollte unbedingt ein Handlungsablauf für innerklinische Transporte festgelegt, kommuniziert und eingeübt werden. Das Konzept sollte regelmäßig im Sinne eines qualitätsfördernden Plan-Do-Check-Act (PDCA)-Zyklus überprüft und verbessert werden. In diesem Zusammenhang kann anhand der Erfahrungen auch eine Adaptation der Ausrüstung vorgenommen werden. Erfasste Probleme und Komplikationen sollten in einem Qualitätsmanagementsystem aufgearbeitet werden. Dabei stehen die Einhaltung der Standards, Nutzung der Kommunikationskanäle, Lücken bei Monitoring und Behandlungsoptionen, Eignung des verwendeten Equipments und Ausrichtung der Ausbildung des eingesetzten Personals im Fokus. Der Blick muss daneben auf die beobachteten Schwachstellen bei der logistischen Planung und der Vorbereitung des Patienten hinsichtlich typischer unerwünschter Ereignisse gerichtet werden, um die Sicherheit für den Patienten und die Praktikabilität des empfohlenen Ablaufs weiter zu optimieren.

Der häufigste mitarbeiterbedingte Fehler besteht darin, dass Probleme als solche entweder gar nicht erkannt oder beobachtete Hinweise auf eine ggf. vital bedrohliche Störung nicht korrekt bewertet werden. Daneben werden verbindliche Regelungen nicht oder zumindest nicht vollständig eingehalten, vor allem auch weil eine zu große Hast an den Tag gelegt wird bzw. das Team abgelenkt oder unaufmerksam ist. Ebenfalls ist häufiger zu beobachten, dass der Transport inadäquat vorbereitet und die Patienten nur ungenügend untersucht werden, sodass der aktuelle (schlechte) Zustand nicht korrekt erfasst wird. Auch wird die Ausrüstung immer wieder nicht (komplett) überprüft und/oder falsch eingesetzt und bedient.

Ein wichtiger Ansatzpunkt zur Verminderung von unerwünschten Zwischenfällen stellt deshalb das gezielte Training des eingesetzten Personals dar. Dies betrifft, entsprechend dem Teamcharakter der Aufgabe, sowohl die ärztlichen wie pflegerischen Mitarbeiter. In gemeinsamen Unterweisungen und anhand praktischer Trainingssituationen (z. B. Übernahme, Umlagerung, Installation des Monitoring, Wechsel des Beatmungsgeräts und der Infusionspumpen, Wahl des günstigsten Transportweges, Benutzung von Aufzügen), sollte das protokollgerechte Vorgehen eingeübt werden. Auch die Handlungsoptionen bei typischen Zwischenfällen, wie Beatmungs- und Kreislaufproblemen inkl. der Handhabung der mobilen Geräte, sollten Bestandteil des Trainings sein.

3.2 Organisationsbedingte Risiken

Jeder Intrahospitaltransport (IHT) birgt Risiken. Verursacht werden können sie durch Veränderungen der physikalischen Bedingungen (z. B. Umlagerung, Beschleunigungskräfte, Temperatur) oder durch den Gerätewechsel bei Monitoring und Therapie oder aber begrenzte personelle und materielle Ressourcen. Am häufigsten werden Transfers aber vorhersehbar durch Ereignisse beeinträchtigt, die durch bessere Planung und Organisation vermeidbar gewesen wären.

Oberste Maxime bei der Planung und Durchführung eines innerklinischen Transportes muss es deshalb sein, für die Gesamtdauer (einschließlich der einzuplanenden Interventionszeit am Transportziel) den personellen und materiellen Überwachungs-, Behandlungs- und Pflegestandard zu gewährleisten, der zu Beginn des Transportes herrschte. Ein IHT erfordert Anpassungen des Monitorings und der Therapie an die Bedingungen „on the road". Keinesfalls darf aber das Gesamtniveau der Behandlung für eine scheinbar kurzfristige Phase soweit reduziert werden, dass daraus eine Gefährdung des Patienten zu irgendeinem Zeitpunkt des Transfers resultiert. Auch dürfen vor allem bei der Beatmung von Patienten mit hohem PEEP, modifiziertem Atemzeitverhältnis bzw. komplexem Modus oder während des Weaning-Prozesses keine nur mühsam wieder aufholbaren Rückschläge in Kauf genommen werden, etwa weil kein geeignetes leistungsfähiges mobiles Beatmungsgerät verfügbar ist.

Bereits vor dem Transport ist die Indikation zur Etablierung erweiterter diagnostischer und therapeutischer Maßnahmen intensiv zu prüfen. So wurde vielleicht vor der nunmehr eingetretenen Verschlechterung des Zustandes des Patienten, unter den stabilen Bedingungen auf der Station oder mangels organisatorischer und/oder zeitlicher Spielräume bisher auf eine endotracheale Intubation, eine Thoraxdrainage, die Schaffung weiterer (großlumiger) venöser Zugänge oder die Anlage einer intraarteriellen Blutdruckmessung verzichtet. Sie kann spätestens jetzt indiziert sein. Vor allem sollte vermieden werden, dass derartige Schritte während des Transportes unter dann wesentlich ungünstigeren Bedingungen durchgeführt werden müssen, als dies am aktuellen, besser geeigneten Ort möglich wäre. So wird eine schonende Intubation eines frisch aufgenommenen Traumapatienten mit möglicher Verletzung der Halswirbelsäule kaum durch zwei Personen auf einem Klinikflur oder im CT möglich sein, sondern sollte zuvor z. B. in der Notaufnahme von drei oder gar vier qualifizierten Kräften durchgeführt werden. Hier hat das vorausschauende Planen und Handeln seine besondere Bedeutung.

3.3 Risiko-Nutzen-Bewertung

Typische Kriterien zur Indikationsstellung für einen IHT sind:

- Die geplante Diagnostik hat Auswirkungen auf das weitere therapeutische Vorgehen.
- Die geplante Intervention verbessert die Gesamtprognose des Patienten.
- Die geplante Diagnostik/Intervention kann nicht durch eine vor Ort mögliche Maßnahme ersetzt werden.

Dabei können heute eine ganze Reihe von Maßnahmen wie Ultraschalluntersuchungen, Endoskopien, Tracheotomien usw. mit vertretbarem Aufwand und ggf. deutlich niedrigerem Risiko auch in der Notaufnahme oder auf der Intensivstation durchgeführt und damit zwei innerklinische Transporte vermieden werden. Trotzdem nimmt die Zahl von Intrahospitaltransfers durch die Ausweitung diagnostischer (z. B. CT, MRT, PET) und interventioneller Verfahren, wie Stent-Implantationen, insgesamt ständig zu.

Für die Indikationsstellung kann es äußerst hilfreich sein, den beteiligten Fachkollegen vorher für eine Risiko-Nutzen-Betrachtung zu konsultieren: Hat das ins Auge gefasste Manöver überhaupt mit ausreichender Wahrscheinlichkeit, zu diesem Zeitpunkt und bei dem aktuellen Zustand des Patienten, eine realistische Aussicht auf den angestrebten Erfolg? Wird es eine Verbesserung der Prognose des Patienten bringt? Wäre nicht alternativ jetzt oder später dieses oder ein anderes Verfahren günstiger zu beurteilen?

Bei den Überlegungen zur Indikation eines Intrahospitaltransfers sollten auch sekundäre Ereignisse nicht außer Acht gelassen werden. So sind transportbedingte Verzögerungen, Fehler oder Auslassungen der Routinemedikation oder der Verzicht auf andere diagnostische bzw. therapeutische Maßnahmen, wie Nierenersatzverfahren o. ä., zu diesem Zeitpunkt zu berücksichtigen. Sie können auf der Station sicher, korrekt und zeitgerecht zum jeweiligen Zeitpunkt durchgeführt werden, im Transportfall aber gar nicht oder zumindest nicht unter den bestmöglichen Bedingungen. Auch die Verschlechterung der Versorgungslage auf der abgebenden Station durch Bereitstellung von Ressourcen seitens des Personals und ggf. auch des Materials, die dort zum Zeitpunkt des Transportes Lücken aufreißen könnte, ist bei der (zeitlichen) Indikationsstellung mit zu berücksichtigen.

Als besonders kritisch müssen Transporte eingestuft werden solche, bei denen beim Transportbeginn eine oder sogar mehrere sog. Yellow flags gesetzt sind. Hier müssen Nutzen und Risiken besonders sorgfältig gegeneinander abgewogen werden, wenn schon diese Faktoren nicht (völlig) ausgeräumt werden können.

Yellow flags für einen Intrahospitaltransport

- Gravierende, unerklärte Bewusstseinsstörung (GCS < 13)?
- Therapieresistenter Hirndruck, Krampfzeichen?
- Spontanatemfrequenz < 10 bzw. > 30/min?
- Bekannter/zu erwartender schwieriger Atemweg?
- Differenziertes Beatmungsmuster?
- Akute, massive Verschlechterung des Gasaustauschs (FIO_2-, PEEP-Steigerung > 30 %)?
- Respiratorische bzw. metabolische Azidose mit pH < 7,25?
- Neu aufgetretener Brustschmerz bzw. bedrohliche kardiale Arrhythmien?
- Therapieresistenter Schockzustand?
- Assist devices wie L-/BiVAD etc.?
- Unkontrollierte Blutung?
- Ungesicherte instabile Frakturen (HWS, große Röhrenknochen)?
- Unterkühlung? Fieber > 41 °C?

3.4 Risikoklassifizierung von Patienten

Grundsätzlich ist davon auszugehen, dass jeder Patient transportfähig ist, abhängig von der Bedeutung der durchzuführenden Maßnahmen für seine Prognose („alternativlos"). Dennoch kann in einer Reihe von Situationen ein Transfer erst nach Beseitigung dieser Kontraindikationen möglich sein. So etwa, wenn die Vitalfunktionen während des Transports nicht zu erhalten sind, weil die Ventilation und die Perfusion der Organe nicht möglich sind oder die personelle bzw. apparative Ausrüstung nicht zur Verfügung steht.

Hauptproblem des kritisch kranken Patienten sind die deutlich reduzierten physiologischen Reserven zur Kompensation von Veränderungen etwa durch

- Volumenverschiebungen bei Lageänderungen bzw. Brems- und Beschleunigungsvorgängen,
- zusätzliche sympatho-adrenerge Stimulation, z. B. bei Lärm und/oder bei inadäquater Analgesie/Sedierung,
- Störung der Temperaturhomöostase unter dem Stichwort Transporttrauma.

Insbesondere instabile Patienten sind durch solche Risiken gefährdet, wenn schon alleine durch den Transportvorgang das Überwachungsniveau vermindert ist und Bedingungen für Interventionen verschlechtert sind. Dann können zusätzliche Ereignisse resultieren, wie

- Tubusdislokation mit Heraus- oder Tieferrutschen (einseitige Intubation),
- Wechsel des Beatmungsgerätes mit Hypoxie und/oder Hyper- bzw. Hypokapnie-Gefahr,
- akut vital bedrohliche Konstellationen wie Volumenverschiebungen mit Hypotonie infolge von Lagerungsveränderungen oder nach Unterbrechung einer Infusion/Transfusion durch Herausrutschen von Kathetern.

Daneben kann zu jedem Zeitpunkt

- die Medikamentenzufuhr gestört werden, woraus Über- bzw. Unterdosierung resultieren, und/oder
- die Funktion von Zusatzgeräten (passagerer PM, IABP, LVAD, BiVAD, pECLA, iLA, ECMO) beeinträchtigt oder ganz aufgehoben sein.

Zur quantitativen Abschätzung des Transportrisikos können Klassifizierungen wie der Early Warning Score verwendet werden (Tab. 3.1), mit dem auf der Basis von aktuellen Messparametern das Risiko für gravierende Verschlechterungen abgeschätzt und anhand derer wiederum die Transportindikation überprüft werden kann.

Summe 5 × 0–3 Punkte = Gesamt: 0–15 Punkte

Bewertung

Risiko niedrig:	0–3 Punkte	→ Transport sofort durchführbar
Risiko mäßig:	4–9 Punkte	→ Transport erfordert Vorbereitung
Risiko hoch:	10–15 Punkte	→ Transportindikation überprüfen

Tab. 3.1 Risiko-Profil (in Anlehnung an Early Warning Score)

Parameter							
Bewusstsein	Komatös	Verwirrt	Verlang-samt	Bew.klar	Unwohl-sein	Schmerz	Erregt
Atemfreq.	Stillstand	>=7	8–9	10–14	15–22	23–29	≥30
Herzfreq.	Stillstand	>40	41–50	51–100	101–110	111–130	<130
Blutdruck-sys	≤70	71–80	81–100	101–160	161–180	181–200	<200
Temperatur	>32	32,1–35	35,1–36,4	36,5–37,4	37,5–39	39,1–40,4	≥40,5
Punktzahl	3	2	1	0	1	2	3

Eine über die definitive Indikation des Transportes entscheidende Erhebung des aktuellen zerebralen, respiratorischen, kardiozirkulatorischen und metabolischen Status sollte (erneut) ca. 30 min vor dem festgelegten Transporttermin durchgeführt werden, um ggf. kurzfristig noch Maßnahmen zur Verbesserung der Ausgangssituation bzw. Modifikationen des Ablaufs bis hin zur Absage des Transports (zu diesem Zeitpunkt) durchführen zu können.

3.5 So erstellen Sie klinikeigene Checklisten

Letztlich muss in jeder Einrichtung, die regelmäßig Intrahospitaltransporte durchführt, ein auf die spezifischen Anforderungen und Gegebenheiten ausgerichtete Vorgehensweise erarbeitet, erprobt und konsequent umgesetzt werden, wenn die Effektivität (Erzielung des gewünschten Ergebnisses und Sicherheit für den Patienten) und Effizienz (Aufwand und Prognoseverbesserung) der Abläufe gesichert werden sollen. Um ein angemessenes Ergebnis zu erzielen, müssen die personellen Voraussetzungen zur Begleitung des IHT gegeben sein, wie sie in der Checkliste Intrahospitaltransport: Personal in der unten stehenden Übersicht aufgeführt sind.

Checkliste Intrahospitaltransport: Personal

Geeignetes ärztliches und pflegerisches, ggf. auch weiteres Personal für Transport sichergestellt?

Fachliches BackUp für das Transport-Team bei Notfällen gegeben?

Sind alle Beteiligten ausreichend über Details des Transports informiert?

Alle Aufgaben und Verantwortlichkeiten, z. B. Bereitstellung der Ausrüstung, Leaderfunktion bei Umlagerung und Transport bzw. bei der Übergabe im Team geklärt?

Auch für die mobile Ausstattung einer Transporteinheit lassen sich typische Anforderungen formulieren. Die Geräte müssen klein, leicht, stabil und übersichtlich gestaltet sein. Sie sollten einfach zu bedienen, die Anzeigen gut ablesbar und die Alarme praxisgerecht einstellbar sein. Netzbetrieb und geringer Verbrauch im Akkubetrieb sind eine weitere wichtige Voraussetzungen. Auch muss man sie schnell und sicher an der Transporteinheit befestigen können.

Erst wenn die zusammengestellte Ausrüstung vollständig und funktionsfähig bereitsteht, kann die Vorbereitung des Patienten begonnen werden (siehe nachstehende Checkliste zur Ausstattung):

Checkliste Intrahospitaltransport: Ausstattung

Ausrüstung grundsätzlich von Umfang und Bauart für geplanten Einsatz (z. B. längere Transport- und Verweilzeiten, MRI, etc.) geeignet?

Transporteinheit mit allen Geräten. Medikamenten, Instrumenten und Hilfsmitteln auf Vollständigkeit und Funktion geprüft?

Monitoring (EKG, Blutdruckmessung, Pulsoxymetrie, Kapnographie)

Defibrillator/Schrittmacher mit Verbrauchsmaterial, Kabel, Akkus usw., komplett und funktionsfähig/geladen vorhanden

Beatmungsgerät inkl. O_2-Reserven,

Absaugvorrichtung, inkl. Katheter,

Infusions-, Spritzenpumpen, inkl. gefüllter Ersatzspritzen,

individuelles Medikamentenset,

allgemeine Notfallausrüstung (Instrumente, Medikamente)?

Kommunikationskanäle (Handy, Tel.nr.) definiert?

Während des Transfers weiterzuführende Maßnahmen festgelegt und vorbereitet?

Dabei zu unterbrechende Maßnahmen identifiziert und beendet?

Dokumentationsunterlagen vorbereitet?

Überprüfung und Wiederaufrüstung aller eingesetzten Geräte und Materialvorräte nach Abschluss des Transportes sichergestellt?

Im Zentrum der Transportvorbereitung stehen die Maßnahmen zur Beurteilung und Behandlung des Patienten, wie sie in der Checkliste Intrahospitaltransport: Patient (siehe nachstehende Übersicht) dargestellt sind:

Checkliste Intrahospitaltransport: Patient

Vitalparameter
- GCS, Pupillenweite, Lichtreaktion, Schmerzniveau (1–10)
- Atemfrequenz, SpO_2, $etCO_2$
- Herzfrequenz, Blutdruck
- Körpertemperatur

Patient über Maßnahmen und Ablauf des Transports informiert?

Patient ausreichend analgesiert und sediert, ggf. relaxiert?

Patient bestmöglich respiratorisch und hämodynamisch stabilisiert?

Alle Zugänge (Tubus, Kanülen, Katheter, Drainagen) funktionsfähig und sicher (= „umlagerungsstabil") fixiert?

i. v.-Zugang für Notfallmedikamente identifiziert und gut zugänglich?

Komplettes Monitoring installiert und gut sichtbar?

Alle Alarmeinrichtungen (Ventilator, Spritzenpumpen, Monitor) korrekt eingestellt?

Patient optimal gelagert und gegen Auskühlung geschützt?

Intimsphäre des Patienten bestmöglich gewährleistet?

Isolationsvorschriften beachtet?

Benötigte Krankenunterlagen (aktuelle Überwachungsbögen, Verordnungen, Untersuchungsbefunde) vollständig vorhanden?

Zusammenfassendes Bindeglied aller patienten- mitarbeiter- und ausstattungstechnischer Bausteine des IHT ist die umfassende und bis in die Details gehende organisatorische Vorbereitung und Begleitung des Transfers (siehe nachstehende Checkliste Intrahospitaltransport: Organisation).

Checkliste Intrahospitaltransport: Organisation

Zeitpunkt und Ziel des Transports genau festgelegt und kommuniziert?

Transport-Team über alle wesentlichen Details des Transfers informiert?

Team für Transportzeitraum von anderen Aufgaben freigestellt?

Versorgung anderer Patienten der Station/Einheit gesichert?

Kürzester, risikoärmster Weg geplant?

Zeitplan mit Personal am Transportziel abgestimmt?

Erforderliches Material am Transportziel vollständig und funktionsfähig bereitgestellt?

Weitergabe aller wichtigen Informationen in geordneter Art und Weise (Übergabe) durchgeführt?

Weitere Überwachung/Betreuung während der Intervention gesichert?

Verbleib des Patienten bzw. weitere Behandlung nach der Intervention geregelt?

Lückenlose Dokumentation der Vitalparameter und durchgeführter Maßnahmen in jeder Transportphase geregelt?

Abschließendes Debriefing mit allen Mitgliedern des Transport-Teams erfolgt?

Durchführung des Intrahospitaltransports

4

Grundsätzlich besteht der Kernprozess eines jeden Intrahospitaltransports (IHT) aus den Teilprozessen

- Verlassen des aktuellen Aufenthaltsortes
- Transferphase und
- Ankunft am Zielort.

In jedem Abschnitt sind spezifische Besonderheiten und Risiken zu beachten. Durch vorausschauendes Agieren müssen die jeweiligen Probleme am besten von vornherein vermieden werde. Treten sie auf, muss ihnen gezielt entgegengetreten werden.

4.1 Allgemeine Maßnahmen vor Beginn

Jede aktive und passive Bewegung eines Patienten ist mit Beschleunigungskräften in unterschiedlicher Richtung und Intensität und mit Lagewechseln verbunden. Jede für sich, aber vor allem ihr Zusammentreffen mit Unannehmlichkeiten wie Lärm, Auskühlung oder harten Unterlagen kann Störungen der Ventilation und Hämodynamik, aber auch vielfältige neurologisch-psychologische Veränderungen auslösen. Diese als Transporttrauma zusammengefassten Beeinträchtigungen sind oft vermeidbar oder zumindest vorhersehbar und können durch sorgfältiges und behutsames Vorgehen und ggf. (zusätzliche) Analgesie und Sedierung abgefedert werden.

Die Umlagerungen des Patienten am Beginn und bei Ankunft am Ziel des Transfers sind besonders kritisch und sollten in einem standardisierten Modus (z. B. Roll- oder Rutschbrett) erfolgen. Sie müssen zusätzlich in jedem einzelnen Fall individuell

© Springer Fachmedien Wiesbaden 2016

R. Rossi, *Leitfaden für Intrahospitaltransporte,* essentials,

DOI 10.1007/978-3-658-12790-9_4

abgesprochen werden. Alle Schläuche für die Beatmung und die Position des Endotrachealtubus, Infusion und Drainagen müssen vor und nach dem Vorgang überprüft und u. U. (neu) gesichert werden. Auch sollten Standards für die Platzierung der Geräte z. B. am Kopf- oder Fußende und für die Schlauch- bzw. Leitungsführung zur Vermeidung von Knicken, Verknotungen und Diskonnektionen existieren.

Gerade in diesen Phasen können Unachtsamkeiten und Flüchtigkeiten zu gravierenden Fehlern führen. Beispielhaft erwähnt sei der notwendige korrekte Null-Abgleich der zentralvenösen und insbesondere der arteriellen Druckmessung nach Umsetzen des Druckdomes. Fehler können in der Hektik des Transportes mit einer Vielzahl von Einflussfaktoren leicht zu Fehlalarmen, Falschmessungen und Fehlinterpretationen des Patientenzustandes und einer daraus abgeleiteten suboptimalen Behandlung führen.

Typische Probleme bei der Umlagerung aus dem Stationsbett auf die Transporteinheit sind die Monitoring-Lücke, die durch überlappendes Umstecken vermieden werden kann. Beim eigentlichen Umlagern kann es zur Demaskierung einer (latenten) Hypovolämie mit gravierenden Blutdruckabfällen kommen (zirkulatorisches Transporttrauma). Dies gilt es durch Überprüfung und, wenn nötig, Korrektur des Volumenstatus bereits bei der Vorbereitung zu überprüfen und, wenn nötig, zu korrigieren. Ebenso drohen bei dem Übergang von Beatmung, Infusion etc. auf mobile Geräte mit „Neuadaptation" vielfältige Fehler beim Einstellen von Spritzen- und Infusionspumpen, nicht zuletzt durch diskonnektierte Leitungen, aber auch durch Fehler beim „Überlappen" von vasoaktiven Substanzen, den Einstellpositionen von Dreiwegehähnen bzw. dem Herausrutschen etwa von Kanülen, Kathetern, Drainagen.

4.2 Vorbereitung des Patienten

Jeder Patient muss individuell ggf. in mehreren Schritten vorbereitet werden, um einen schnellen und sicheren Transport zu gewährleisten. Vor dem Beginn der unmittelbaren Transportvorbereitungen sollte gemäß dem präoperativen Team-Time-Out-Protokoll der WHO eine sichere Identifizierung des zu transportierenden Patienten und der vorgesehenen Maßnahme erfolgen. Hierbei wird man auch überprüfen, ob der Patient ausreichend informiert/aufgeklärt ist. Ein bewusstseinsklarer Patient sollte eine suffiziente medikamentöse Anxiolyse erhalten und die Analgesie und Sedierung z. B. für Umlagerung und Transporterschütterungen, Bodenbelag, Pflaster oder Aufzug angemessen sein. Eventuell ist bei einem narkotisierten Patienten für den Transport eine Muskelrelaxation erforderlich. Im Einzelfall ist zu entscheiden, ob z. B. eine Unterbrechung einer laufenden Kalium- und/oder

Insulin-Zufuhr zur Vermeidung gravierender metabolischer Zwischenfälle wie Hyperkaliämie oder Hypoglykämie während des Transportes sinnvoll ist.

In diesem Zusammenhang wird man auch prüfen, ob alle Spritzenpumpen und Infusionen ausreichend gefüllt sind oder im Hinblick auf die Umstände und die Dauer des Transportes zuvor ein Austausch angezeigt ist bzw. Reserven mitgeführt werden. Alle Drainagebeutel sollten entsprechend eine ausreichende Kapazität haben und/oder entleert oder ausgetauscht werden.

4.3 Besonderheiten bei beatmeten Patienten

Steht ein beatmeter Patient zum Transport an, ist zu allererst zu prüfen, ob das bereitgestellte Beatmungsgerät für diesen Patienten (im aktuellen Zustand und für den anstehenden Transport) überhaupt geeignet ist.

Bei jedem beatmeten Patienten muss vor Transportbeginn die Atemmechanik auskultatorisch überprüft bzw. optimiert werden. Dies schließt insbesondere den Ausschluss eines Pneumothorax mit ein. Ist bereits eine Drainage frisch eingeführt und deren Position und Wirksamkeit kontrolliert, darf sie nicht abgeklemmt werden. Das Ableitungssystem muss stets unterhalb des Thoraxniveaus verbleiben, um eine einwandfreie Funktion aller Ventile und Kammern zu gewährleisten. Besteht eine relevante Leckage, muss ein kontinuierlicher Sog angelegt werden.

Fallbeschreibung D

Eine etwa 55-jährige Patientin liegt seit über 2 Wochen im Rahmen einer hämorrhagisch-nekrotisierenden Pankreatitis auf der Intensivstation. Sie ist (dilatativ) tracheotomiert und ist suffizient mit SIMV-ASB 8/min und BiPap beatmet. Der FiO_2 liegt bei 0,45, der PEEP bei 10 mmHg. Sie ist unter niedrig dosierter Vasopressor-Zufuhr normofrequent und kreislaufstabil, sie scheidet aus und hat eine nur mäßig erhöhte Temperatur. Bei mangelnder Besserung des Zustandes (seit vielen Tagen) und steigenden Entzündungsparametern wird die Indikation für ein erneutes CT-Abdomen gestellt. Die Patientin soll für den Routine-Transport von einem erst seit wenigen Tagen auf der Station tätigen Assistenzarzt und der zuständigen Pflegekraft begleitet werden.

Die Umsetzung auf den Transportventilator gestaltet sich schwierig; die Patientin hustet anhaltend, hyperventiliert, wird tachykard und hyperton. Sie wird mehrfach abgesaugt, wobei viel zähes Sekret zutage kommt. Die Tracheostoma-Kanüle ist bei starker Gegenatmung immer wieder nur ungenügend abzudichten. Schließlich beginnt man auf mehrfaches telefonisches Drängen der bereitstehenden CT-Mannschaft den Transport.

Beim Einfahren in den Aufzug hustet die Patientin erneut heftig und bewegt sich stark, wobei letztlich die Tracheostoma-Kanüle herausrutscht. Es entleert sich viel blasiges Sekret, das teilweise wieder aspiriert wird. Sie atmet weiter spontan. Man blockiert den Aufzug von innen, um eine Behandlungskabine zu erhalten, und versucht, die Trachea bestmöglich abzusaugen, nachdem man das Absauggerät funktionsfähig gemacht hat. Die gelingt erst verzögert, da niemand im Team das Gerät jemals eingesetzt hat. Da keine neue Trachealkanüle separat mitgeführt wird, intubiert man (unter Schwierigkeiten) das Stoma mit einem Endotrachealtubus (Gr. 7,0), der nur bis zum sicheren Verschwinden des Blockerballons ins Stoma eingeführt wird. Wegen der Abwehrbewegungen der Patientin muss hierzu mehrmals Narkotikum und Opioid, dann auch Relaxanz appliziert werden. Der FiO_2 wird auf 1,0 erhöht und die Patientin kontrolliert beatmet, worunter die Sauerstoffsättigung schnell wieder ansteigt.

Die Patientin wird auf die Intensivstation zurück gebracht, das Tracheostoma wird mit einer geeigneten Kanüle versehen. Das CT erfolgt Stunden später, nachdem die Patientin stabilisiert wurde.

Probleme:

- Inadäquate Sedierung-Analgesie
- Schwierige Adaptation des Transportventilators
- Unvollständige Ausrüstung
- Unerfahrenes Transport-Team.

Will man etwa wegen Intensivierung der Analgesie und Sedierung von einem Spontanatemmodus auf eine kontrollierte Beatmungsform übergehen, ist es wichtig, den damit verbundenen Veränderungen des intrathorakalen Druck und einer sich demaskierenden Hypovolämie durch Infusion von z. B. 10–20 ml/kgKG einer balancierten Vollelektrolytlösung vor dem Transportbeginn entgegen zu wirken.

Problematisch ist jeweils ein Übergang vom stationären zum mobilen Beatmungsgerät bei respiratorisch problematischen ARDS-Patienten (PEEP > 10 cmH20, I:E > 1:1, FiO_2 > 0,5), bei denen es durch die Diskonnektion beim Übergang auf das Transportbeatmungsgerät (und jeder anderen Unterbrechung des PEEP-Niveaus) zum Bronchiolen-Alveolen-Kollaps kommt mit u. U. langanhaltender Verschlechterung der pulmonalen Situation weit über den Transport hinaus (pulmonales Transport-Trauma). Um einen passageren PEEP-Verlust beim Gerätewechsel zu vermeiden, sollte der Tubus beim Gerätewechsel kurz abgeklemmt werden, um keine langanhaltenden Ventilationsstörungen zu erzeugen.

Auch die Mobilisierung von Sekret in dieser Phase kann zur Obstruktion von Bronchien führen, wodurch der Shunt zunehmen und sich das Ventilations-Perfusions- Gleichgewicht (weiter) verschlechtern kann. Dies macht ggf. ein umfassendes Absaugmanöver vor Transportbeginn nötig. Dieses empfiehlt sich ohnehin zur

Verminderung des Risikos einer stillen Aspiration von in der Rachensohle befindlichem Sekret. Ebenso sollte der Cuffdruck an Endotracheal-Tubus und Trachealkanüle im oberen Normbereich liegen. Wenn immer es die Kreislaufverhältnisse erlauben, wird man die Patienten mit 30($-45°$)- Oberkörperhochlage transportieren.

Die Messung und Darstellung des endexspiratorischen CO_2-Wertes ist bei allen non-invasiv und invasiv beatmeten Patienten, am besten als Kapnographie (zur Validierung der Kurve) erforderlich. Die gilt insbesondere für Patienten mit intrazerebralen Schädigungen (Schädel-Hirn-Trauma, intrakranielle Blutung, Stroke) bei denen es, neben der sicheren Vermeidung einer Hypotonie (<90 mmHg) und stabilen cerebralen Perfusionsdruck und ICP, auf optimale Ventilation zur Vermeidung von Hypo- und Hypercarbie ankommt. Bei installierter intrakranieller Drainage muss individuell entschieden werden, ob diese für die Zeit des Transportes verschlossen werden kann oder ob aufgrund großer Drainagevolumina ein Abfluss möglich sein muss.

Eine weitere Ursache pulmonaler Störungen mit gravierenden Auswirkungen auf die Gesamthomöostase sind Abweichungen im Sinne der Hypoventilation (mit respiratorischer Azidose $<7,1$ mit und ohne Hypoxämie) sowie Hyperventilationen mit respiratorischer Alkalose und regional verminderter zerebraler Perfusion und dort verschlechterter Oxygenierung.

Bei langen Interventionen und pulmonal sehr kritischen, grenzwertig transportfähigen Patienten kann das Intensivbeatmungsgerät z. B. in den OP mitgenommen und dort eingesetzt werden. In jedem Fall muss ein ausreichender Sauerstoffvorrat (z. B. (AMV + Geräteverbrauch) $\times$ doppelte Transportzeit) bei einem FiO_2 von 1,0 angesetzt und entsprechende Vorräte mitgeführt werden.

4.4 Transport von Patienten mit kardio-zirkulatorischen Problemen

Bradykardien (durch Hypoxämie oder tiefe Sedierung), Tachykardien (durch zu flache Analgesie/Sedierung, Hypovolämie), vor allem aber Arrhythmien, insbesondere akut auftretendes Vorhofflimmern mit Verlust der Vorhofkontraktion und konsekutiver, plötzlicher Verminderung der Vorlast des rechten und linken Ventrikels, können einen kardio-zirkulatorischen Kollaps mit Abfall des arteriellen Mitteldrucks <60 mmHg auslösen, der eine sofortige Intervention (Vasopressoren, Volumengabe) erfordert. Deshalb sollten insbesondere kardiale Risikopatienten zumindest mit V5-Ableitung, idealerweise sogar mit einem Monitor mit angelegtem 12-Ableitungs-EKG transportiert werden. Instabile Patienten nach kardiochirurgischen Eingriffen können wegen Pumpinsuffizienz, Arrhythmien und akuten

Ischämien, aber auch durch unmittelbar postoperativ auftretenden Blutungen, ggf. mit Perikardtamponade, erhebliche Anforderungen an das Team stellen. Eine besonders komplexe Situation ergibt sich beim IHT von Patienten mit intraaortaler Ballonpumpe, links- oder biventrikulärer Unterstützung (L- bzw. BiVAD) oder ECMO-Verfahren, wenn unter zusätzlicher Mitarbeit eines Kardiotechnikers ein Patient über Flure gefahren und mittels Aufzügen in ein anderes Stockwerk gebracht werden muss. Hier treffen nahezu alle komplizierenden Risikofaktoren zusammen – eine Aufgabe, die nur von einem erfahrenen Team übernommen werden sollte.

4.5 Intrahospitaltransport von Traumapatienten

Offenbare oder latente Hypovolämien können gerade bei frisch Verunfallten tückische, anhaltende Schocksituationen, besonders im Rahmen von Lagewechseln provozieren. Hier muss auf eine durchgehende Horizontallage geachtet werden. Insbesondere für alle Schwergewichtigen hat sich dazu der Einsatz von Roll- oder Gleitbrettern bewährt, die ggf. in der Transporteinheit mitgeführt werden sollten, um sie überall einsetzen können. Schwerverletzte bzw. polytraumatisierte Patienten bilden eine anspruchsvolle Patientengruppe. Stets nur achsengerechte Bewegungen, insbesondere im Bereich der Halswirbelsäule bei der Umlagerung und auf dem Transport durchzuführen, ist selbstverständlich. Bei Frakturen langer Röhrenknochen sind diese im Sinne einer Extension von einem der Betreuenden stets sicher zu fixieren. Auch bei kurzen Transporten sollte auf die Polsterung exponierter Stellen geachtet werden. Installierte Extensionen, auch Fixateure und Schienungen erzeugen beim Umlagern ebenso wie Rippen- und Beckenfrakturen besondere Schmerzen und erfordern eine zeitgerechte (!) und gezielte Analgesie. Begleitverletzungen und später bestehende Ulcera an den Auflageflächen sind zusätzlich zu beachten.

4.6 Besonderheiten bei Infektionspatienten

Problemkeime wie MRSA, ESBL, 3- bzw. 4-MRGN und Clostridien sorgen häufig für organisatorische Probleme, vor allem wenn der aktuelle Isolationsstatus des Patienten bzw. die hierfür gültigen Hygienerichtlinien nicht allen Beteiligten bekannt und bewusst sind. So ist bei nicht beatmeten Patienten mit kontaminierten Atemwegen ein Mundschutz für alle Beteiligten obligat. Das Transport-Team und das übernehmende Team tragen bei Infektiosität des Patienten Mundschutz, Kittel und Handschuhe.

Bei Umkehrisolation bedeutet jede von außen kommende Kontamination des immungeschwächten/-insuffizienten Patienten eine Gefährdung. Deshalb muss hier jedes Mal die Indikation für den Transfer besonders kritisch hinterfragt werden, da jede Kontamination des Patienten mit allfällig im Krankenhaus vorhandenen Keimen ein besonderes Risiko darstellt. Das Vorgehen besteht vorrangig im Anlegen von Haube und Mundschutz für Patient und Begleiter und bestmöglicher Abschottung (Abdeckung) des Patienten auf dem Weg durch die Klinik.

4.7   Maßnahmen unmittelbar vor Verlassen des Aufenthaltsorts

Kurz vor Transportbeginn wird man den in seinen Vitalfunktionen kritisch eingeschränkten Patienten (erneut) untersuchen hinsichtlich:
Vitalfunktionen:

- Atemwege frei, gesichert, Lunge seitengleich belüftet?
- Beatmungsparameter, insbesondere FiO_2 und PEEP adäquat?
- Alle Gerätealarme korrekt eingestellt und aktiviert?
- Patient kreislaufstabil?
- Venöse Zugänge funktionsfähig und gesichert?
- Infusionen und Spritzenpumpen korrekt eingestellt und in Funktion?
- Vitalparameter auf Monitor gut sichtbar?
- Alle Drainagen (insbesondere Thoraxdrainage) funktionsfähig und gesichert?
- Patient bestmöglich gelagert und z. B. auf Trage gesichert?

Logistik:

- Wurde der optimale Transportweg ausgewählt und mit allen abgesprochen?
- Ist die Kommunikation unterwegs sichergestellt?
- Ist die kontinuierliche bzw. regelmäßige Überwachung des Patienten gesichert?
- Sind mögliche oder zu erwartende Ereignisse/Komplikationen während des Transports im Team bekannt und entsprechende Maßnahmen für den Ereignisfall abgesprochen?
- Ist das zu Beherrschung von Komplikationen erforderliche Instrumentarium/Material bereitgestellt?
- Ist die Zieleinrichtung über den Transportbeginn informiert? Sind Zeitpunkt des Eintreffens und das Vorgehen am Zielort abgesprochen?

4.8   Zwischenfälle während des Intrahospitaltransports

Unerwünschte Ereignisse und Zwischenfälle entstehen meist nach dem „Schweizer-Käse Modell", d. h. ein einzelnes negatives Ereignis (= „Loch") hat selten schwerwiegende Auswirkungen. Wenn aber in mehreren Ebenen durch Unerfahrenheit, Zeitdruck, technische Mängel/Lücken und/oder Missgeschicke eine Lücke entsteht, kann es zu einem (fatalen) Zwischenfall kommen.

Unerwünschte Ereignisse während Intrahospitaltransporten können kurzfristig sein oder länger anhalten und unterschiedliche Schweregrade haben. Besonders häufig sind EKG-Artefakte, Pulsoximeter-Alarme durch Diskonnektion oder Zentralisation. Sie können von völliger Belanglosigkeit, z. B. kurzfristiges Verrutschen des SpO_2-Sensors beim stabilen Patienten bis zum verspäten Bemerken gravierender Atem- und/oder Kreislaufveränderungen reichen. Daneben sind Probleme bei der Beatmung durch Husten/Pressen, z. B. durch unzureichende Sedierung und/oder unangepasste Ventilator-Einstellung, Mobilisation von Sekret mit Atemwegsobstruktion oder Diskonnektion der Beatmungsschläuche statistisch häufige Ereignisse. Schwerwiegender sind falsche Einstellung von Dreiwegehähnen, Dislokation/Diskonnektion von Tubus, ZVK, art. Kanüle, Drainagen. Erschöpfung von Geräte-Batterien und vor allem der mitgeführten O_2-Vorräte sind noch problematischer.

4.9   Typische unerwünschte Ereignisse

Häufigster „Zwischenfall" ist die Anzeige eines pathologischen Wertes bei der Pulsoxymetrie. Ursachen sind vor allem Verrutschen des Sensors, Bewegungsartefakte und Zentralisation des Kreislaufs bei suboptimalem Messort. Daneben sind EKG-Alarme häufig, meist aber irrelevante Ereignisse, die auf technische Störungen, viel seltener auf gravierende Veränderungen des Patientenzustandes zurückgehen.

Diese unerwünschten Ereignisse sind (glücklicherweise) nicht bedrohlich und meist einfach zu beheben, wie das Verrutschen der Sauerstoffsonde/-maske oder eine Diskonnektion von EKG-Elektroden bzw. SpO_2-Sensor. Sie stören den Gesamtablauf nicht und bleiben ohne Konsequenzen für den Patienten.

Problematischer sind Dislokationen von intravenösen und intraarteriellen Kanülen. Sei es, dass hierdurch akute Blutungen ausgelöst werden, die z. B. bei Positionierung der Punktionsstelle unter der Bettdecke längere Zeit unbemerkt bleiben können, oder dass die Medikamentengabe oder die Infusion/Transfusion unterbrochen oder das Blutdruck-Monitoring bei der invasiven Messung gestört ist.

Von großer Bedeutung sind Ereignisse, die zu einer Störung der Bewusstseinslage (Eintrübung, Erregung, Krampfanfall) und/oder Hirndruckanstiegen, längeren Phasen mit kritischem Abfall der SpO_2 um mehr als 5 Prozentpunkte oder Blutdruckschwankungen um mehr als 20 % der Ausgangswerte sowie kardialen Arrhythmien führen. Dies sind Ereignisse, die so schwerwiegend sein können, dass (umfangreiche) Maßnahmen (Sedierung, Intubation, Anpassung des Beatmungsmusters bzw. der FiO_2) und/oder Modifikation der Kreislauftherapie (Volumengabe, Veränderung der Vasopressoren-Dosierung bis hin zur Reanimation) erforderlich werden. Der Transport kann sich dadurch verzögern oder muss sogar ganz abgebrochen werden, um die Überwachung/Behandlung unter „stationären Bedingungen" durchzuführen

Katastrophal können Störungen im Bereich der Atemwege (Obstruktion/Dislokation von Endotrachealtubus/Tracheostomakanüle) und insbesondere auch der Thoraxdrainagen verlaufen. Ist ein Patient mit einer oder mehreren Thoraxdrainagen versorgt, muss das entsprechende Equipment zur Beherrschung der typischen Komplikationen (Herausrutschen mit Blutung $\rightarrow$ Verbandsmaterial, Abdeckfolie; Verlust des Sog $\rightarrow$ Absaugpumpe, u. U. auch ein Konzept zur Anlage einer neuen Drainage in geeigneten Räumen) vorgegeben sein.

Während viele Lücken und Unterbrechungen der Therapie bereits während des Transportes zu sichtbaren Veränderungen und Störungen führen, sind die Folgen von Verschlankungen des Behandlungskonzeptes z. B. durch vorübergehenden Verzicht der sonst kontinuierlichen Zufuhr von Insulin-, Heparin- und/oder Diuretika oft nicht unmittelbar erkenn- bzw. messbar. Inwieweit dies mit einer Verlängerung der Beatmungszeit, der Aufenthaltsdauer auf der Intensivstation, einer erhöhten Morbidität an Begleiterkrankungen oder gar Verschlechterung der Prognose (Mortalitätsanstieg) verbunden ist, lässt sich angesichts der Vielzahl der Faktoren kaum spezifisch untersuchen oder aussagekräftig bestimmen.

Ob innerklinische Transporte zu einer erhöhten Rate an (ventilator-assoziierten) Pneumonien führen, wird ebenso widersprüchlich beurteilt. Man kann spekulieren, dass dies durch den notwendigen Wechsel des Beatmungsgerätes mit mindestens 2 Diskonnektionen (ggf. plus Umsetzen des stationär installierten geschlossenen Absaugsystems), den meist geänderten Ventilationsmodus während des Transfers oder (klinisch unbemerkt bleibende) Aspirationen bei den multiplen Umlagerungen der meist enteral ernährten Patienten und/oder bei (zu) flacher Analgesie/Sedierung bedingt sein könnte.

Ein allfälliges Problem ist die Auskühlung des Patienten auf dem Transport und insbesondere bei zwischenzeitlichen (längeren) Aufenthalten in Funktionsbereichen, wie CT, NMR. Hierfür müssen Decken und u. U. sogar Wärmesysteme mitgeführt werden. Idealerweise wird das Bett z. B. vor dem OP während des Eingriffs aufgeheizt, sodass der (ausgekühlte) Patient nach dem Eingriff in ein vorgewärmtes Bett gelegt werden kann und das intraoperative Warming fortgesetzt wird.

Tab. 4.1 Unerwünschte Ereignisse: Herz-Kreislaufsystem

1	Herzfrequenzveränderungen, meist Tachykardien
2	Arrhythmien, die behandlungsbedürftig sein können
3	Blutdruckveränderungen, meist Hypotension
4	Störungen/Unterbrechungen der Zufuhr von Vasopressoren/Inotropika
5	Akute Herzinsuffizienz, z. B. Lungenödem
6	Kreislaufstillstand
7	Volumenmangelzustände, z. B. durch Blutungen
8	Fehllagen/Herausrutschen intravenöser Katheter

Die Umlagerung, die vielfältigen mit dem Transport verbundenen Maßnahmen, die Gespräche der Beteiligten und der Umgebungslärm unterwegs stellen Stressfaktoren dar. Bezüglich der Sedierung während des IHT ergeben sich deshalb insbesondere für beatmete Intensivpatienten besondere Anforderungen an Umgang und Betreuung. Neben der situationsadaptierten Aufklärung vor Antritt des Transports sollte zur Vermeidung sympatho-adrenerger Reaktionen und zur bestmöglichen psychischen Abschirmung die Analgosedierung vertieft werden, ohne die Atemwegskompetenz nicht-intubierter Patienten zu gefährden oder die Kreislaufsituation instabil werden zu lassen (siehe die nachfolgenden Übersichten) (Tab. 4.1).

Unerwünschte Ereignisse: Atmung/Beatmung

1. Diskonnektion des Beatmungsgerätes
2. Atemwegsverlegung, Fehllagen von Endotrachealtubus/Trachealkanüle
3. Aspiration
4. Atemstillstand
5. Fehleinstellung des Ventilators, falsch eingestellte Alarmgrenzen
6. Veränderung der Atemfrequenz, meist Hyperpnoe
7. Abfall der Sauerstoffsättigung (SpO_2), Hypoxämie (PaO_2, $PzvO_2$)
8. Anstieg der CO_2-Spiegel, Hypercarbie
9. Störungen des Säure-Basen-Haushaltes, meist Azidose

4.10 Durchführung eines Intrahospitaltransports

Zur bestmöglichen Reihenfolge der Maßnahmen beim Übergang von den stationären zu den mobilen Geräten gibt es unzählige Überlegungen und Varianten. Sie sind von spezifischen Eigenschaften der eingesetzten Geräte, insbesondere deren Batteriekapazität, und andererseits von der aktuellen Situation des Patienten, aber auch von der lokal üblichen Routine abhängig.

Ein mögliches Vorgehen wäre, den pulmonal kritischen Patienten zunächst an den Transportventilator anzuschließen, nachdem das Gerät zur Schonung der mobilen Reserven an die zentrale O_2- und Stromversorgung angehängt wurde. Während nun parallel weitere Vorbereitungsmaßnahmen laufen, kann die Eignung des Transportventilators und dessen Einstellung klinisch bzw. durch eine Blutgasanalyse überprüft und nötigenfalls adaptiert werden. Als nächsten Schritt würde man, soweit solche zum Einsatz kommen, die mobilen Infusions- und Spritzenpumpen anschließen und, wenn nötig, überlappend in Funktion setzen. Anschließend wäre nach Überprüfung des Patientenzustands auf das mobile Monitoring überzugehen. Daneben sind der Zustand und Funktion aller Tuben, Katheter, Drainagen zu überprüfen und ggf. zu optimieren. Zuletzt würde der Transportventilator auf die mobile Versorgung umgestellt werden.

Abschließend wird die aufnehmende Einheit über den Zeitpunkt des tatsächlichen Transportbeginns informiert und ggf. der genaue Treffpunkt abgestimmt.

Während des gesamten nun folgenden Transfers erfolgt ein kontinuierliches Monitoring der Vitalfunktionen, sodass der Patientenzustand regelmäßig klinisch überprüft wird und bei sich anbahnenden Verschlechterungen sofort eingegriffen werden kann.

4.11   Ankunft am Zielort

Um die Vorräte der Transporteinheit zu schonen und für den u. U. unmittelbar anstehenden Rücktransport sollten die Sauerstoffversorgung und alle elektrischen Geräte sofort auf lokale Quellen (Wandanschlüsse, Steckdosen) umgestellt werden, sofern nicht ohnehin z. B. die Überwachung mit lokalen Geräten im NMR erfolgt.

Anschließend werden der Patientenstatus und alle Geräteeinstellungen systematisch überprüft. Falls ein neues Team den Patienten übernimmt, erfolgt eine komplette Übergabe aller Unterlagen und eine detaillierte Information über Maßnahmen und Verlauf („Handover"). Hierzu bleibt das Transport-Team vor Ort, bis alle Fragen geklärt sind und die Dokumentation vervollständigt ist.

Idealerweise wird, z. B. auf dem Rückweg ein (kritisches) Resümee (Debriefing) des Einsatzes hinsichtlich der durchgeführten Maßnahmen und der Patientenüberwachung mit allen aufgetretenen Problemen und ihrer Beherrschung durchgeführt, um u. U. Absprachen für notwendiger Modifikationen und Veränderungen grundsätzlicher Art bzw. für den Rücktransport des Patienten zu treffen.

Übergabe und Nachbereitung des Intrahospitaltransports 5

5.1 Schnittstellen-Probleme

Organisatorisch und letztlich auch rechtlich schwierige Situationen ergeben sich typischerweise an den Schnittstellen eines komplexen Handlungsprozesses wie einem Intrahospitaltransport (IHT). Es kommt darauf an, alle Vorgänge lückenlos fortzusetzen und alle relevanten Informationen vollständig weiterzugeben, sodass das darauf folgende Glied der Kette umfassend und korrekt sowie zum Nutzen des Patienten handeln kann.

Unproblematisch ist meist der Transfer in der kontinuierlichen Betreuung innerhalb einer Klinikabteilung. Ist mit dem Transfer eine Verlegung des Patienten in eine andere Abteilung zur weiteren Behandlung verbunden, gelten die innerklinischen Übergabeprotokolle (z. B. Arztbrief, Pflegebericht). Wenn ein sog. Transport-Dienst eingebunden wird, ist festzulegen, wer wann und wofür ärztlich/ pflegerisch, z. B. zur Gestellung von Personal und Geräten, verpflichtet bzw. weisungsbefugt ist oder selbstverantwortlich tätig wird.

Schwieriger ist es, wenn der Patient z. B. für eine längere Untersuchung in der Radiologie verbleibt und dort kein entsprechend (intensiv-)medizinisch geschultes Personal zur Verfügung steht. Hier müssen zwischen allen Beteiligten klare Absprachen getroffen werden, um nicht in medizinische und juristische Grauzonen zu geraten. Dies gilt für jeden IHT bei der Übernahme des Patienten am aktuellen Aufenthaltsort, z. B. einer Notaufnahme oder einer Intensivstation, und muss genauso für den Übergabepunkt, z. B. im OP, geklärt sein.

Die Rechtsprechung geht davon aus, dass der Patient entsprechend seinem aktuellen Zustand im Krankenhaus Anspruch auf eine kontinuierliche Überwachung und Behandlung nach fachärztlichem Standard hat. Überträgt man dies auf den Patienten während eines IHT, muss stets das für Monitoring (Erhebung und Bewertung der Vitalparameter) und Therapie (mit zusätzlich erforderlich werdender

© Springer Fachmedien Wiesbaden 2016
R. Rossi, *Leitfaden für Intrahospitaltransporte,* essentials,
DOI 10.1007/978-3-658-12790-9_5

Maßnahmen) erforderliche Material und Personal unmittelbar zur Verfügung stehen. Das heißt, dass das Niveau der Überwachung und Behandlung während des gesamten Transports ggf. spezifisch auf die mobilen Bedingungen adaptiert, aber nicht unter die vorbestehende (intensivmedizinisch) erforderliche Stufe abgesenkt werden darf.

Fallbeschreibung E

Ein 32-jähriger athletisch wirkender Mann wird nachts bei einem Glasgow Coma Scale von 6 (m4v1e1) vom Notarzt intubiert (Sufentanil 20 µg, Etomidat 20 mg, Suxamethonium 200 mg, später weitere Etomidat- und Sufentanilgaben) und mit der Verdachtsdiagnose einer Subarachnoidalblutung in die Notaufnahme gebracht. Der Mann wurde von seiner Partnerin bewusstlos im Wohnzimmer aufgefunden, nachdem er einige Zeit zuvor das gemeinsame Bett verlassen hatte. Der Patient hat seitengleich mittelweite, träge auf Licht reagierende Pupillen. Er ist kreislaufstabil, die Sättigung liegt bei 98 %, er hustet intermittierend, bewegt sich aber ansonsten nicht. Soweit sich das klären lässt, hat der Patient keine gravierenden Vorerkrankungen, nimmt keine Medikamente oder Drogen ein.

Der Patient wird nach Ankunft im Notaufnahmeraum vom dortigen Behandlungsteam übernommen und unmittelbar zum CT angemeldet. Er ist SIMV, mit einer Frequenz von 10/min und einem Atemzugvolumen von 600 ml, initial mit FiO_2: 0,5 und PEEP 7 mmHg beatmet. Auffällig ist die Herzfrequenz von 52/min, was als Vagustonus bei sportlich durchtrainiertem Habitus interpretiert wird. Der beim Gegenatmen gemessene Blutdruck von 165/100 mmHg wird als Zeichen nachlassender Analgesie/Sedierung angesehen und entsprechend behandelt. Der Transfer ins CT verzögert sich aus organisatorischen Gründen in der Radiologie und das Anästhesieteam bleibt mit dem Patienten im Behandlungsraum.

Nach ca. 20 min wird der Patent abgerufen und die Anästhesiepflegekraft geht voraus, um alle notwendigen Vorbereitungen im CT-Raum zu treffen. Da in der Notaufnahme alle Mitarbeiter sehr beschäftigt sind, fährt der Anästhesist mit dem stabilen Patienten alleine in die nahe gelegene CT-Einheit.

Kurz nach Beginn der CT-Untersuchung wird er bradyard, dann gleich asystol. Man beginnt mit der Herzdruckmassage, erhöht die FiO_2 auf 1,0 und ruft weitere Helfer aus der Notaufnahme und der Intensivstation herbei, die nacheinander eintreffen. Zu diesem Zeitpunkt bringt die Anästhesiepflegekraft die benutzte Trage in den Behandlungsraum der Notaufnahme zurück. Defibrillator und Reanimations- bzw. Notfallmedikamente stehen weder von Seiten der Anästhesie noch in der Röntgenabteilung unmittelbar zur Verfügung. Sie müssen erst auf Anordnung einzeln herbeigebracht und zum Einsatz vorbereitet werden.

Erweiterte Reanimationsmaßnahmen können deshalb erst mit einer Verzögerung von mehreren Minuten begonnen werden.

Der Patient kann letztlich erfolgreich kardiozirkulatorisch reanimiert werden und wird nach Abschluss des Schädel-CTs unmittelbar, mit vollständiger Notfallausrüstung von der Intensivstation, zur Trepanation in den OP gebracht.

Probleme:

- Notfallgeräte und Medikamente stehen nicht (unmittelbar) zur Verfügung
- Qualifiziertes Personal steht erst verzögert zur Verfügung
- Die akute vitale Bedrohung wurde unterschätzt.

5.2   Der Übergabeprozess

Eine Übergabe (Handover) erfolgt, wenn ein Patient aus einer Einheit – mit den hier üblichen Arbeitsweisen – in einen anderen Bereich – mit anderen Erwartungen und Gepflogenheiten – übergeht. Typische Beispiele für mehrfache (kritische) Handover-Situationen eines Patienten sind die erste Übergabe nach präklinischer Reanimation, dann nach der Erstversorgung in einer voll ausgelasteten Notaufnahme mit nachfolgender koronarer Intervention im Herzkatheterlabor und abschließender Aufnahme auf der Intensivstation. Ziel jedes einzelnen Übergabevorgangs muss es sein, auch unter Zeitdruck einen vollständigen und reibungsfreien Handover-Prozess zu ermöglichen, bei dem alle essentiellen Informationen in einer Form übermittelt werden, der den Möglichkeiten und Gegebenheiten der Situation und den Erwartungen und Bedürfnissen der Beteiligten in bestmöglicher Weise entspricht. Dies wird in der Realität nur dann gelingen, wenn beide Teams die gleiche Sprache sprechen, das heißt eine beidseits akzeptierte Form der Übergabe-Kommunikation etabliert ist.

Die Übergabe hat einerseits neben allgemeinen Informationen wie den persönlichen Daten rückblickend die bisher durchgeführte Diagnostik und Therapie zu umfassen, den aktuellen den Status des Patienten mit relevanten Vorerkrankungen sowie vorausblickend die Indikation der vorgesehene Maßnahme und den weiteren Behandlungsplan zu vermitteln.

5.3   Systematik der Übergabedetails

Entscheidend ist, dass alle Informationen in einem umfassenden und dennoch fokussierten Kommunikationsprozess vermittelt werden, um Informationslücken und Missverständnisse zu vermeiden. So ist davon auszugehen, dass die Mehrzahl aller unerwünschten Ereignisse im Verlauf von IHT auf Kommunikationsstörungen zurückzuführen sind. Diese treten vor allem an den Übergabestellen auf, wenn einer unklaren und unzureichenden Informationsübermittlung nicht entgegen gewirkt wird: die Weitergabe der relevanten Fakten in der mündlichen Übergabe muss ebenso gut strukturiert sein wie die begleitenden schriftlichen Dokumente. Bergen Übergaben bekanntermaßen schon innerhalb einer organisatorischen Einheit (z. B. bei normalen Schichtwechseln) vielfältige Risiken des Informationsverlustes, gilt es insbesondere bei Zuständigkeitswechseln zwischen verschiedenen medizinischen Disziplinen bzw. Berufsgruppen besondere Sorgfalt walten zu lassen, um Missverständnisse und Defizite zu vermeiden. Am häufigsten gehen gerade bei hastigen Übergaben Informationen über die aktuelle Medikation verloren, insbesondere bei kurzfristig vorgenommenen Modifikationen. Daneben müssen auch im Moment weniger im Vordergrund stehende, aber dennoch wichtige Nebenbefunde und Zusatzdiagnosen weitergegeben werden, um später auftretende Verständnislücken und Komplikationen zu vermeiden.

Um gravierende Informationsverluste zu verhindern, empfiehlt sich eine systematische Vorgehensweise anhand einer Checkliste, wie sie im Folgenden aufgeführt ist:

Checkliste: Patienten-Status

Neurologie

Orientierung: – Zeitlich – Örtlich – Zur Person – Situation – Verlangsamt – Erweckbar a. Ansprache – Erweckbar a. Schmerz – Koma

Sediert – Narkose – ICP – Lähmungen – Krampfzeichen

Glasgow Coma Scale_/15: Motorik_/6 Verbal_/5 Augen_/4)

Pupillen: Rechts eng – mittel – weit – Lichtreaktion

Links eng – mittel – weit – Lichtreaktion

Atmung

Spontan – O_2-Gabe – SpO_2 – Stabil/instabil

Maschinell – Intubation – Tracheostoma

Modus – FiO_2 – f/min – Vt – PEEP – I:E – Paw

Herz-Kreislauf

Rhythmus – f/min – RR – Stabil/instabil Temp.

Pacer/AICD permanent – passager – ECMO/PCLA/ILA

Gefäßzugänge: periphervenös – zentralvenös – arteriell

Besonderheiten

Infektionsstatus – Lagerung – Extension – Drainage

Magensonde – PEG – Blasenkatheter

Sonstige

5.4 Das ISOBAR-Handover-Konzept

Beim Handover geht die professionellen Zuständigkeit und Verantwortung im Verlauf einer klinischen Behandlung vorübergehend oder endgültig von einer Person oder Berufsgruppe an eine nachfolgende über. In kompakter, standardisierter Form müssen die Basisinformationen übermittelt werden. Dies sind vorrangig:

- die Identität (I) des Patienten und des transportierenden bzw. übernehmenden Teams,
- die unmittelbare medizinische Situation (S) und der daraus folgende Transportanlass,
- die Beobachtungen, „Observationen" (O) des Patientenzustands,
- der anamnestische und logistische Hintergrund, „Background" (B) und weitere Zusatzinformationen,
- vorgesehene weitere Aktivitäten, „Agreed plan" (A) und
- die Möglichkeit durch Rückfragen, „Read back/repeat", (R) Informationsdefizite und Verständnisprobleme zu klären.

Hierzu hat sich, ausgehend von den Erfahrungen bei Übergabeprozessen im Rahmen von Interhospitaltransporten von Patienten aus peripheren in zentrale medizinische Einrichtungen in Australien, das sog. ISOBAR-Schema (Tab. 5.1) entwickelt.

I – Identifizierung
Typischerweise wird sich der übernehmende Kollege, analog zum Vorgehen im Rahmen des präoperativen Team-Time-Out nach den WHO-Empfehlungen im OP, einerseits selbst vorstellen und die aktuell Verantwortlichen geben sich in Person und Funktion zu erkennen. Andererseits gilt es den Patienten eindeutig zu identifizieren.

Tab. 5.1 Handover-Schema: ISOBAR

I	Identification	Identifikation des Patienten und der aktuellen und zukünftigen Betreuenden
S	Situation	Hauptdiagnose, aktuelle Therapie, Transportanlass
O	Observations	Vitalparameter, Verlauf, Komplikationen
B	Background	Nebendiagnosen, Vorerkrankungen, Allergien
A	Agreed plan – Activities	Weiteres Vorgehen, Absprachen, Termine
R	Read back – Repeat	Rückfragen, Verständnisprobleme

S – Situation
Der Übergebende informiert den Übernehmenden über die Haupt-Erkrankung/Verletzung, die laufende Therapie und den in diesem Zusammenhang bestehenden Anlass für den Transfer bzw. die Indikation für die vorgesehene Maßnahme.

O – „Observations"
Der aktuelle Patientenstatus, insbesondere die Vitalfunktionen und die wichtigsten Daten aus Laborwerten und Vorbefunden und die damit gegebene Gesamtsituation werden vermittelt. Berichtet wird insbesondere die Entwicklung unmittelbar vor und auf dem Transport.

B – „Background"
Unter dieser Überschrift werden die anamnestisch wichtigen Daten und Befunde übermittelt. Dies sind einerseits aktuell relevante Vorerkrankungen einschließlich Allergien und im gegebenen Zusammenhang wichtige bereits durchgeführte z. B. Untersuchungen.

A – Aktivitäten
Dieser Teil umfasst insbesondere die Information über die Fragestellung, die bei der anstehenden Untersuchung geklärt bzw. durch die geplante Maßnahme behandelt werden soll. Auch weitere bereits geplante oder ggf. erforderlich werdende Maßnahmen sind dem nachfolgenden Betreuer-Team weiterzugeben.

R – Rückfragen
Unverzichtbar ist ein Innehalten am Ende des Informationsvorgangs, um Zeit und Raum für die Klärung von Fragen zu lassen und Informationslücken zu beseitigen. Erst wenn von abgebender und übernehmender Seite keine Unklarheiten über die Patientensituation und das weitere Vorgehen bestehen, ist die Übergabe korrekt abgeschlossen.

5.5 Dokumentation

Ein wesentliches Element der Dokumentation ist die Erfassung des Patienten-Status zu Beginn, während und am Ende des Transportes einschließlich der durchgeführten Maßnahmen, analog der Erfassung auf der Intensivstation. Sie dient vorrangig der (retrospektiven) Beurteilung des Therapieerfolges durch zeitliche Zuordnung von Ereignissen, Befunden und Maßnahmen. Andererseits ermöglicht eine detaillierte Dokumentation die umfassende Weitergabe von wesentlichen

Informationen und Befunden an die nachfolgenden Behandelnden. Hier kann das von der DIVI vor vielen Jahren für Intensiv-Verlegungstransporte entwickelte Protokoll als Vorbild für die Dokumentation von Intrahospitaltransporten dienen.

Eine strukturierte Dokumentation sorgt dafür, das weder Informationslücken bleiben, noch aufwändige Rückfragen notwendig sind. Nicht zu vernachlässigen ist auch der Zuwachs an Professionalität im Auftreten aller Behandelnden, wenn diese sich effizient aus einer übersichtlich gestalteten Dokumentation schnell und gezielt informieren können.

Fehler und Defizite in der Informationsweitergabe sind glücklicherweise in den allermeisten Fällen nicht von prognosebestimmender Schwere, aber sie führen zu Fehlern bei der diagnostischen Beurteilung und beim therapeutischen Vorgehen im weiteren Behandlungsverlauf und können in Einzelfällen schlimmstenfalls zu erhöhter Morbidität und Mortalität führen.

In einem abschließenden Debriefing wird das Team idealerweise gemeinsam unerwünschte medizinische, technische und organisatorische Ereignisse systematisch hinsichtlich Ursachen und Vermeidbarkeit besprechen. Eine Checkliste für einen geordneten IHT-Abschluss ist der nachfolgenden Übersicht zu entnehmen.

Vorgaben für den Abschluss eines Intrahospitaltransports

- Patienten in übernehmender Einheit vorstellen (Identität, Diagnose)
- Verantwortliche Personen detailliert über Vorgeschichte, Patientenzustand, Komplikationen, Beobachtungen informieren
- Fragen und Informationslücken besprechen
- Gemeinsam mit übernehmendem Team schrittweise Beatmung, Monitoring, Infusions-Spritzenpumpen, Zusatzgeräte „umhängen"
- Patienten umlagern
- Patientenunterlagen und ggf. -eigentum übergeben
- Einsatzdokumentation fertigstellen

Was Sie aus diesem Essential mitnehmen können

- Die Indikation zu einem Intrahospitaltransport wird auf Basis einer kritischen Nutzen-Risiko-Relation gestellt.
- Intrahospitaltransporte verlaufen in den drei Phasen Vorbereitung, Durchführung und Abschluss einschließlich Nachbereitung.
- Grundlage einer sicheren Durchführung ist die zeitgerechte und systematische Planung. Details müssen allen Beteiligten kommuniziert und bei Bedarf aktualisiert werden.
- Das Transport-Team muss ausreichend ausgebildet und gezielt in die spezifischen Anforderungen eingewiesen sein.
- Eine bedarfsgerecht konzipierte Notfallausrüstung ist unerlässlicher Bestandteil eines innerklinischen Transportkonzepts.
- Der Patient ist vor Beginn bestmöglich zu stabilisieren, um typische Störungen und Komplikationen zu vermeiden.
- Der Transfer erfolgt unter lückenloser Fortsetzung des erforderlichen Monitorings und der aktuellen Therapie.
- Am Transportende erfolgt eine systematische Übergabe des Patienten an die weiterbetreuende Einheit.
- Das Essential enthält alle notwendigen Informationen zur Erarbeitung eines krankenhauseigenen Konzepts für Intrahospitaltransporte.

© Springer Fachmedien Wiesbaden 2016
R. Rossi, *Leitfaden für Intrahospitaltransporte,* essentials,
DOI 10.1007/978-3-658-12790-9

Weiterführende Literatur

Alamanou DG, Brokalaki H (2014) Intrahospital transport policies: the contribution of the nurse. Health Sci J 8(1):166–178

Advanced Life Support Group, Driscoll P, Macartney I, Mackway-Jones K, Metcalfe E, Oakley P (2006) Safe transfer and retrieval of patients, the practical approach, 2. Aufl. Blackwell Publishing Inc., Malden. doi:10.1002/9780470757437

Association of Anaesthetists of Great Britain and Ireland (2009) Safety guideline interhospitaltransfer. www.aagbi.org/publications/guidelines/docs/interhospital09.pdf. Zugegriffen: 12. Aug. 2015

ANZCA (2013) Guidelines for transport of critically ill patients PS 52. www.anzca.edu.au. Zugegriffen: 12. Aug. 2015

Australian and New Zealand College of Anaesthetists (2003) Minimum standards for intrahospital transport of critically Ill patients. Appendix 25-PS39-Min Stnds Intra-hosp Transport.pdf

Brunsveld-Reinders AH, Arbous MS, Kuiper SG, Jonge E (2015) A comprehensive method to develop a checklist to increase safety of intrahospital transport of critically ill patients. Crit Care 19:214. doi:10.1186/s13054-015-0938-1

Day D (2010) Keeping patients safe during intrahospital transport. Crit Care Nurse 30:18–32. doi:10.4037/ccn2010446

Deutsche Interdisziplinäre Vereinigung für Intensiv- und Notfallmedizin (DIVI) (2003) Empfehlungen zur Qualifikation/Fortbildung der Ärzte bzw. des Rettungspersonals und zur Ausstattung und Durchführung von Intensivtransporten. www.divi.de/intensivtransport/empfehlungen. Zugegriffen: 12. Aug. 2015

Droogh JM, Smit M, Hut J et al (2012) Inter-hospital transport of critically ill patients; expect surprises. Crit Care 16:R26

Ellinger K, Genzwürker H, Hinkelbein J, Lessing P (Hrsg) (2009) Intensivtransport. Deutscher Ärzte-Verlag, Köln

Fanara B, Manzon C, Barbot O, Desmettre T, Capellier G (2010) Recommendations for the intrahospital transport of critically ill patients. Crit Care 14:R87. doi:10.1186/cc9018

Frank O (2014) Empfehlungen Innerklinische Transporte kritisch kranker Patienten. www.patientensicherheit.ch/de/themen/Bedeutende-Risiken/Innerklinische-Transporte.html. Zugegriffen: 12. Aug. 2015

Gollwitzer J (2012) Der Rettungsassistent im Intensivtransport. Lulu, Raleigh

© Springer Fachmedien Wiesbaden 2016
R. Rossi, *Leitfaden für Intrahospitaltransporte,* essentials,
DOI 10.1007/978-3-658-12790-9

Handy M (2014) Critical care transfer training handbook. NHS North West London Critical Care Network, London

Hecker U, Schramm C (2012) Praxis des Intensivtransports. Springer, Berlin

Jarden RJ, Quirke S (2010) Improving safety and documentation in intrahospital transport: development of an intrahospital transport tool for critically ill patients. Intensive Crit Care Nurs 26(2):101–107

Kainz B, Pocivalnik M, Wildner G, Gschanes M, Prause G (2009) Der Interhospitaltransfer. Notfall Rettungsmed 12:518–522

Krieter H, Denz C (2008) Interhospitaltransfer. Notfallmed up2date 3:173–188. doi:10.1055/s-2008-1038673

Ligtenberg JJM, Arnold LG, Stienstra Y, van der Werf TS, Meertens JHJM, Tulleken JE, Zijlstra JG (2005) Quality of interhospital transport of critically ill patients: a prospective audit. Crit Care 9:R446–R451

Low A, Hulme J (2015) ABC of transfer and retrieval medicine. Wiley, Oxford

Löw M, Jaschinski U (2009) Innerklinischer Transport des kritisch kranken Patienten. Anästhesist 58:95–108

Matsumura Y, Nakada T, Hayashi Y, Oshima T, Oda S (2015) Intrahospital transport of mechanically ventilated intensive care patients using new equipment attached to a transfer board. Acute Med Surg 2:219–222. doi:10.1002/ams2.113

Medical Advisory Committee, Adult Retrieval Victoria (2014) Medical reference manual. Eigenverlag der Ambulance Services Victoria, Australien

Meneguin S, Correa Alegre PH, Bronzato Luppi CH (2014) Characterization of the intrahospital transport of critically ill patients. Acta Paul Enferm 27(2):115–119. doi:10.1590/1082-0194201 400021

Moore LE (2012) The transport of neurosurgical patients. In: Brambrink AM, Kirsch JR (Hrsg) Essentials of neurosurgical anesthesia & critical care. Springer, Berlin. doi:10.1007/978-0-387-09562-2_74

Nakayama DK, Lester SS, Rich DR, Weidner BC, Glenn JB, Shaker IJ (2012) Quality improvement and patient care checklists in intrahospital transfers involving pediatric surgery patients. J Pediatr Surg 47:112–118

Parkins K (2013) Transport document. NHS North West and North Wales pediatric critical care network, London

Parmentier-Ducrucq E, Poissy J, Favory R, Nseir S, Onimus T, Gierry M-J, Durocher A, Mathieu A (2013) Adverse events during intrahospital transport of critically ill patients: incidence and risk factors. http://annalsofintensivecare.com/content/3/1/10. Zugegriffen: 12. Aug. 2015

Pollak AN, Murphy M, Stathers CL, Pecora D, McEvoy M, Rabrich JS (2011) Critical care transport. Johns and Bartlett Publishers, Burlington

Poloczek S, Madler C (2000) Transport des Intensivpatienten. Anästhesist 49:480–491

Poloczek S, Monnig M, Brokmann JC (2012) Intra- und Interhospitaltransporte von Intensivpatienten. In: Rossaint R et al (Hrsg) Die Anästhesiologie. Springer, Berlin

Porteous JM, Steweart-Wynne EG, Conolly M, Crommelin PF (2009) iSOBAR-a concept and handover checklist: the national clinical handover initiative. Med J Aust 190(11Suppl):152–156

Queensland Government, Department of Health (2014) Guideline for inter hospital transfers. Patient access and flow health service directive guideline QH-HSDGDL-025-3:2014

Quenot J-P, Milesi C, Cravoisy A, Capellier G, Mimoz O, Fourcade O, Gueugniaud P-Y (2012) Intrahospital transport of critically ill patients (excluding newborns). Recommendations of the Societe' de Reanimation de Langue Francaise (SRLF), the Societe' Francaise d'Anesthesie et de Reanimation (SFAR), and the Societe' Francaise de Medicine d'Urgence (SFMU). http://www.annalsofintensivecare.com/content/2/1/1. Zugegriffen: 12. Aug. 2015

Schwebel C, Clec C, Mgne S et al (2013) Safety of intrahospital transport in ventilated critically Ill patients: a multicenter cohort study. Crit Care Med 41:1919–1928

Silva R, Amante LN (2014) Checklist for the intrahospital transport of patients admitted to the intensive care unit. http://dx.doi.org/10.1590/0104-07072015001772014. Zugegriffen: 12. Aug. 2015

Venkategowda PM, Rao SM, Mutkule DP, Taggu AN (2014) Unexpected events occurring during the intrahospital transport of critically ill ICU patients. Indian J Crit Care Med 18(6):354–357

Warren J, Fromm RE Jr, Orr RA, Rotello LC, Horst HM, American College of Critical Care Medicine (2004) Guidelines for the inter- and intrahospital transport of critically ill patients. Crit Care Med 32:256–262

Weg JG, Haas CF (1989) Safe intrahospital transport of critically Ill ventilator-dependent patients. Chest 96(3):631–635

Welsh Assembly Government (2009) Welsh guidelines for the transfer of the critically ill adult. Community, primary care and health services policy directorate, Welsh Assembly Government, Cathays Park, Cardiff CF10 3NQ

Wiese CHR, Bartels U, Fraatz W, Bahr J, Zausig YA, Quintel M, Graf BM (2008) Innerklinische Transporte von kritisch kranken Patienten: Eine besondere Herausforderung in der klinischen Versorgung. Anästh Intensivmed 49(2):125–133

Wilhelm W (2011) Transport kritisch kranker Patienten. In: Burchardi H et al (Hrsg) Die Intensivmedizin. Springer, Berlin

Wilhelm W, Wiegratz A (2011) Transport kritisch kranker Patienten. In: Burchardi H et al (Hrsg) Klinikmanual Intensivmedizin. Springer, Berlin

Wilhelm W, Wiegratz A (2013) Intensivtransport. In: Wilhelm W (Hrsg) Praxis der Intensivmedizin. Springer, Berlin